传世名方
——医治肾脏病的大医之法

主　编　魏睦新　王　霞　李　倩
副主编　丁　炜　王　琦　陈健安
编　委　王建美　包　林　李苏影
　　　　吴　佳　陆培华　鲁雅娟

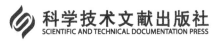
科学技术文献出版社
SCIENTIFIC AND TECHNICAL DOCUMENTATION PRESS
·北京·

图书在版编目（CIP）数据

医治肾脏病的大医之法/魏睦新，王霞，李倩主编 . —北京：科学技术文献出版社，2015.6
（传世名方）
ISBN 978-7-5189-0003-9

Ⅰ.①医… Ⅱ.①魏… ②王… ③李… Ⅲ.①肾疾病—验方—汇编 Ⅳ.①R289.5

中国版本图书馆 CIP 数据核字（2015）第 091038 号

传世名方——医治肾脏病的大医之法

策划编辑：薛士滨　　责任编辑：薛士滨　　责任校对：张吲哚　　责任出版：张志平

出 版 者	科学技术文献出版社	
地 址	北京市复兴路 15 号　邮编　100038	
编 务 部	（010）58882938，58882087（传真）	
发 行 部	（010）58882868，58882874（传真）	
邮 购 部	（010）58882873	
官 方 网 址	www.stdp.com.cn	
发 行 者	科学技术文献出版社发行　全国各地新华书店经销	
印 刷 者	北京时尚印佳彩色印刷有限公司	
版 次	2015 年 6 月第 1 版　2015 年 6 月第 1 次印刷	
开 本	710×1000　1/16	
字 数	220 千	
印 张	14.25	
书 号	ISBN 978-7-5189-0003-9	
定 价	32.00 元	

丛书编委会

前　言

　　进入 21 世纪,现代科学的发展日新月异。与此形成鲜明对照的是有 2000 多年悠久历史的传统中医学,不仅没有被遗忘,反而越来越引起人们关注。不仅国内,美国等发达国家都相继承认了传统医学的合法地位,美其名曰"补充和替代医学"。根本原因在于其临床的有效性。尤其是慢性病的调理,疾病的康复保健方面,中医中药有不可替代的地位。名老中医是中医学特有的智力资源,其在长期的临床实践中提出的学术观点、创建的辨证方法、凝练的高效新方剂和传承的家传绝技更是医学宝库中的璀璨明珠。当代名医名方,作为这种经验传承的载体,为我们继承中医、弘扬中医提供了宝贵的财富。更为中医爱好者和患者朋友研习中医提供了丰富的内容。

　　作为名医名方整理,目前市场上已经有许多版本问世,有的以医家为纲,汇总单科疾病各家经验;有的以病名为纲,记载各家对某病的论述。毫无疑问,这些对于读者都很有帮助。但是我们觉得:中医的精华在辨证论治,而理、法、方、药是中医的完整体系。法从证出,方从法立,以法统方。在浩如烟海的名医案例面前,如果能够经过作者的努力,以方为纲,把相同相近类方的名家验案汇集在一起,肯定会对读者的临证研习有更大的裨益。在这种思想指导下,本书的名医名方,不拘于一家,博取众家之长,广撷著名医家治疗疾病的绝技妙方,以临床各科疾病西医病名为纲,详细介绍名医诊治经验,名医效验方。编写次序,先述其常,与读者共同温习;再论其变,以方剂为纲,汇集各家经验,并加按语评述,力图揭示其中医治法理论的科学内涵,方剂配伍的客观规律,处方用药的独到精妙,与读者共同赏析名家思想,有助于读者启迪思路、触类旁通,丰富辨证思路,提高临床疗效。本书以浅显易懂的科普式编排,更方便非专业读者的学习、阅读和获取知识信息。

1

　　将名老中医的学术经验和传世名方挖掘整理、升华提高，其意义重大，刻不容缓。对于中医药工作者来说，振兴中医中药事业，造福全人类，更是一项义不容辞的历史使命。对于热爱中医学的读者来说，本系列丛书从西医学浅显易懂的疾病名入手，具体地分析每个疾病的概要、病因病机、名验方进行叙述。名验方均包含多位名医的验方，使读者阅此一本书，即览众家之长。

　　对于博大精深的中医文化，变化无穷的传世名方，编著者的理解可能还很肤浅。如果本书对于中医爱好者和患者朋友的疾病康复养生保健能有一点帮助，将是我们最大的荣幸。也恳切地希望读者朋友能给我们提出宝贵意见，以便有机会再版时加以完善。（电子邮箱 weimuxin@njmu. edu. cn）

魏睦新

于石城南京

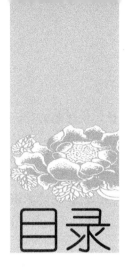

目录

第1章 名医教你 JUJ 住

慢性肾炎

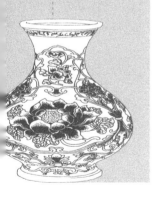

慢性肾炎为慢性肾小球肾炎（chronic glomerulonephritis）的简称，是由各种病因引起的不同病理类型的双侧肾小球弥漫性或局灶性炎症改变，临床起病隐匿，病程冗长。以蛋白尿、血尿、高血压、水肿为基本临床表现，病情多发展缓慢，最终将发展为慢性肾衰竭的一组肾小球病。由于本组疾病的病理类型及病期不同，临床表现各不相同，疾病表现呈多样化。

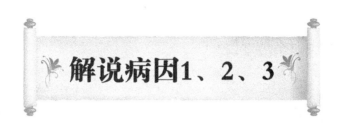

1. 风邪外袭

肺失通调,风邪外袭,内舍于肺,肺失宣降通调,上则津液不能宣发外达以营养肌肤,下则不能通调水道而将津液的代谢废物变化为尿,以致风遏水阻,风水相搏,水液潴留体内,泛滥肌肤,发为本病。

2. 湿毒浸淫

内归肺脾,肺主皮毛,脾主肌肉,痈疡疮毒生于肌肤,未能清解而内归肺脾,脾伤不能升津,肺伤失于宣降,以致水液潴留体内,泛滥肌肤,发为本病。

3. 水湿浸渍

脾气受困,脾喜燥而恶湿。久居湿地,或冒雨涉水,水湿之气内侵;或平素饮食不节,过食生冷,均可使脾为湿困,而失其运化之职,致水湿停聚不行,潴留体内,泛滥肌肤,发为水肿。

4. 湿热内盛

三焦壅滞,"三焦者,决渎之官,水道出焉。"湿热内侵,久羁不化;或湿郁化热,湿热内盛,使中焦脾胃失其升清降浊之能,三焦为之壅滞,水道不通,以致水液潴留体内,泛滥肌肤,发为水肿。

5. 饮食劳倦

饮食伤及脾胃,饮食失调,或劳倦过度,或久病伤脾,脾气受损,运化失司,水液代谢失常,引起水液潴留体内,泛滥肌肤,而成水肿。

6. 肾气虚衰

气化失常,"肾者水脏,主津液"。生育不节,房劳过度,或久病伤肾,以致肾气虚衰,不能化气行水,遂使膀胱气化失常,开合不利,引起水液潴留体内,泛滥肌肤,而成水肿(见图1-1)。

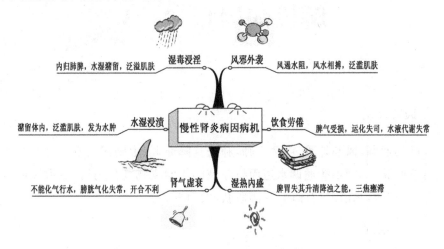

内归肺脾,水湿潴留,泛滥肌肤　湿毒浸淫　风邪外袭　风遏水阻,风水相搏,泛滥肌肤

潴留体内,泛滥肌肤,发为水肿　水湿浸渍　**慢性肾炎病因病机**　饮食劳倦　脾气受损,运化失司,水液代谢失常

不能化气行水,膀胱气化失常,开合不利　肾气虚衰　湿热内盛　脾胃失其升清降浊之能,三焦塞滞

图1-1　慢性肾炎的病因病机

上述各种病因,有单一致病者,亦有兼杂而致病者,从而使病情趋于复杂。本病的病位在肺、脾、肾三脏,与心有密切关系。基本病机是肺失宣降通调,脾失转输,肾失开合,膀胱气化失常,导致体内水液潴留,泛滥肌肤。在发病机理上,肺、脾、肾三脏相互联系,相互影响。因外邪、疮毒、湿热所致的本病,病位多在肺脾;因内伤所致的本病,病位多在脾肾。因此,本病发病,是以肾为本,以肺为标,而以脾为制水之脏。

此外,瘀血阻滞,三焦水道不利,往往使本病顽固难愈。

中医治病,先要辨证

1. 阳水

(1)风水泛滥:浮肿起于眼睑,继则四肢及全身皆肿,甚者眼睑浮肿,眼合不能开,来势迅速,多有恶寒发热,肢节酸痛,小便短少等症。偏于风热者,伴咽喉红肿疼痛,口渴,舌质红,脉浮滑数。偏于风寒者,兼恶寒无汗,头痛鼻塞,咳喘,舌苔薄白,脉浮滑或浮紧。如浮肿较甚,此型亦可见沉脉。治宜疏风清热,宣肺行水。方以越婢加术汤。

(2)湿毒浸淫:身发疮痍,甚则溃烂,或咽喉红肿,或乳蛾肿大疼痛,继则眼睑浮肿,延及全身,小便不利,恶风发热,舌质红,苔薄黄,脉浮数或滑数。治宜宣肺解毒,利尿消肿。方以麻黄连翘赤小豆汤合五味消毒饮。

(3)水湿浸渍:全身水肿,按之没指,小便短少,身体困重,胸闷腹胀,纳呆,泛恶,苔白腻,脉沉缓,起病较缓,病程较长。治宜健脾化湿,通阳利水。方以胃苓汤合五皮饮。

(4)湿热壅盛:遍体浮肿,皮肤绷紧光亮,胸脘痞闷,烦热口渴,或口苦口黏,小便短赤,或大便干结,舌红,苔黄腻,脉滑数或沉数。治宜分利湿热。方以疏凿饮子。

2. 阴水

(1)脾阳虚衰:身肿,腰以下为甚,按之凹陷不易恢复,脘腹胀闷,纳减便溏,食少,面色不华,神倦肢冷,小便短少,舌质淡,苔白腻或白滑,脉沉缓或沉弱。治宜温阳健脾,化气利水。方以实脾饮。

(2)肾阳衰微:面浮身肿,腰以下为甚,按之凹陷不起,心悸,气促,腰部冷痛酸重,尿量减少,四肢厥冷,怯寒神疲,面色㿠白或灰滞,舌质淡胖,苔白,脉沉细或沉迟无力。治宜温肾助阳,化气行水。方以济生肾气丸合真武汤(见图1-2)。

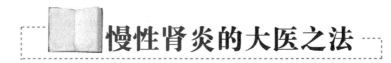

慢性肾炎的大医之法

大医之法一:固卫益气方

搜索

(1)曹向平验方
药物组成:炒防风、炙黄芪、焦白术、茯苓、炒扁豆、黑料豆、荠菜花、地肤

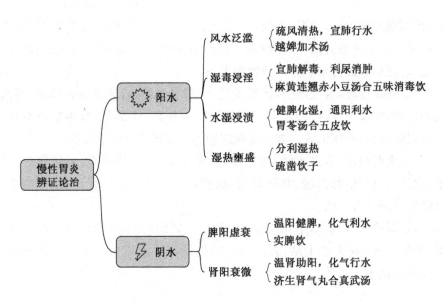

图 1-2　慢性肾炎的辨证论治

子、陈皮。

功效:固卫益气,运脾调中,佐化腐浊。

主治:慢性肾炎外邪虽已解除但肺脾气虚,卫气不固,虽用糖皮质激素或免疫抑制剂,但疗效不著、病情不稳者。

[曹庄.曹向平教授论治慢性肾炎的经验.江苏中医药,2002,23(1):12]

(2)邵朝弟验方

药物组成:黄芪 30g,防风 12g,白术 15g,党参 15g,茯苓 15g,扁豆 20g,山药 15g,山茱萸 12g,金樱子 15g,芡实 30g,益母草 15g,怀牛膝 15g。

功效:益气固表,健脾补肺。

主治:慢性肾炎肺脾气虚证。

[金劲松.邵朝弟治疗慢性肾炎的经验.湖北中医杂志,2007,29(5):17]

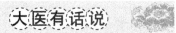

大医有话说

　　以上二方均可用于治疗慢性肾炎属肺脾气虚,卫气不固证型,而又各有所侧重。

　　曹向平认为,在慢性肾炎的病理发展过程中,其本在肾,其标在肺,其制在脾,故在益气固卫的同时着重于以白术、茯苓、炒扁豆、陈皮等健脾运脾,脾运则营卫生化有源,水液输布如常,外邪不易侵袭,内伤恢复更快。

　　邵朝弟则认为该病是以脏腑虚损为主,尤其是肺脾肾功能失调,故全方以补益为重,以黄芪、党参、白术、扁豆、山药健脾益气,其中黄芪、党参、山药均有补肺的功效,故虚证显著的患者更为适宜。

大医之法二:宣肺清利方

搜索

(1)李学铭验方

药物组成:桑叶、菊花、豆豉、薄荷、生甘草、桔梗、板蓝根、连翘、炒山栀、天花粉、芦根、枣仁、生地、蝉衣等。

功效:疏风散热,宣肺清利。

主治:慢性肾炎并外感者。

加减:若外感表邪已解,往往肺之气阴不足,故用百合固金汤以巩固。药用川生地、玄参、百合、浙贝母、生甘草、桔梗、鱼腥草、当归、北沙参等以润肺养肺。

　　[吴国琳．李学铭教授治疗慢性肾炎十法．实用中医内科杂志,2000,14(4):6]

(2)宗修英验方

药物组成:麻黄6～10g,连翘20g,赤小豆15g,苏叶10g,防风10g,竹叶6g,泽泻15g,白茅根20g,板蓝根15g,银花20g,射干12g,儿茶6g,桔梗10g。

功效:宣肺利水,清热解毒。

主治:慢性肾炎早期或急性发作,兼感外邪,风水相搏,肺气郁闭,毒热蕴结之证。

[谢燕芳,赵喜俊.宗修英教授从痰湿论治慢性肾炎的经验.中国医刊,2000,35(5):47]

(3)曹向平验方

药物组成:麻黄、连翘、赤小豆、杏仁、桑皮、白茅根、大腹皮、扦扦活、生姜。

功效:宣肺化气,清热利湿。

主治:慢性肾炎肺卫气虚,风邪诱发有水肿而兼表证者。

加减:如热高,汗多,喘急,肿甚,脉大者,去连翘、大腹皮,加石膏、白术;如舌苔黄腻,纳呆便溏,去麻黄、桑皮、大腹皮,加苍术、苡仁、藿香、蔻仁、淡竹叶以化湿热。

[曹庄.曹向平教授论治慢性肾炎的经验.江苏中医药,2002,23(1):11~12]

(4)赵纪生验方

药物组成:荆芥10g,防风10g,桔梗10g,紫苏叶10g,射干15g,牛蒡子10g,桑白皮10g,茯苓皮15g,泽泻10g,益母草15g,车前子10g,白茅根30g。

功效:疏风清热,宣肺利水。

主治:慢性肾炎风热犯肺证。

[唐杨,吴国庆,等.赵纪生治疗慢性肾炎经验述要.江西中医药,2005,4(4):7]

(5)徐敬才验方

药物组成:生地12g,菊花15g,桑叶15g,连翘10~25g,牛蒡子10g,小蓟30~60g,蒲黄炭、藕节各12g,丹皮、山栀各10g,竹叶12g,白茅根30g,旱莲草15g,地骨皮12g。

功效:疏风散热,凉血止血。

主治:慢性肾炎风热外袭证。

[牟林茂.徐敬才教授治疗慢性肾炎血尿的经验.中国中西医结合肾病杂志,2005,10(6~10):563]

大医有话说

　　以上五个验方均适用于慢性肾炎早期或复有外感或急性发作期，证属风热犯肺型的患者。其基本病机为肺卫护外之力虚弱，外邪袭表，肺失宣肃，通利水道失职，故水液潴留，泛于肌肤而成为风水之证。临床常见咽干，鼻塞，发热或头痛身重，或颜面浮肿，或咳嗽，舌质苔红薄，脉浮或数。《内经》云："其在上者，因而越之。其在表者，渍形以为汗。"《丹溪心法》中指出："水气在表，可汗。"故发汗解表，疏风散热，宣肺利三焦为此证治疗大法。但以上五方又各有特色。

　　李学铭此方适用于无浮肿的患者，表现为表证与尿检异常，故以桑菊饮为主配清肺养肺之品，而没有特别加利水的药物。

　　宗修英认为，慢性肾炎患者均存在着不同程度的痰湿证候，痰湿之邪不除，则正气难复，治疗当以祛痰湿为中心。然痰湿本由脏腑功能失调所产生，又可反过来影响脏腑功能，故调整脏腑气化功能是祛痰湿的根本，从肺论治，即"开鬼门"。故使用桔梗、苏叶等使肺气条达，三焦水道通利，并用泽泻、赤小豆使水得以下行膀胱，李时珍称红小豆为"心之谷"，其功用为"生津液，利小便，消胀，除肿，上吐"。

　　曹向平认为慢性肾炎主要与肺、脾、肾三脏相关，而关键在于肾的"气化"。张景岳认为："所谓气化者，即肾中之气也，即阴中之火也。阴中无阳，则气不能化。所以水道不通，溢而为肿。故凡治肿者，必先治水，治水者，必先治气。若气不能化则水必不利。"方中杏仁即体现了宣肺下气之功。

　　赵纪生认为慢性肾炎可以从风论治，慢性肾炎急性发作时，多由正气不足，外感风邪而诱发，外邪入侵，首先犯肺，肺为水之上源，主一身之表。治宜祛风解表，宣肺利水。常用药有杏仁、连翘、桔梗、桑白皮、荆芥、防风、白芷等。对于小便常规检查潜血阳性的患者可加益母草、白茅根等活血止血之品，在临床上可有效地降低潜血的程度和尿液中红细胞的数目。

　　徐敬才对慢性肾炎血尿的治疗颇有经验，此方只要针对风热外袭型的血尿，临床常见尿血鲜红，或显著的镜下血尿，故方用桑菊饮合小蓟饮子加减。方中蒲黄炭、藕节、山栀、白茅根均为止血之品。现代药理研究显示蒲黄炭与白茅根均对动脉出血有良好的止血作用。

大医之法三:助阳利水方

搜索

(1)曹向平验方

药物组成:淡附片、川桂枝、仙灵脾、焦白术、猪苓、茯苓、泽泻、槟榔、黑白丑、炒车前子。

功效:温肾助阳,行水利尿。

主治:慢性肾炎阳虚水泛证。

> [曹庄.曹向平教授论治慢性肾炎的经验.江苏中医药,2002,23(1):12]

(2)邵朝弟验方

药物组成:生地、山茱萸、山药、茯苓、泽泻、丹皮、车前子、益母草、怀牛膝各 15g,肉桂 2g,肉苁蓉 12g,黄芪 20g。

功效:温补脾肾,化气行水。

主治:慢性肾炎脾肾阳虚证。

> [金劲松.邵朝弟治疗慢性肾炎的经验.湖北中医杂志,2007,29(5):17]

(3)陆家龙验方

药物组成:生黄芪 15~30g,仙灵脾 15~20g,熟附子 10~30g,石韦 15g,川芎 6~10g,丹参 10~15g,当归 10~15g,川续断 10~15g,怀牛膝 10~15g,益母草 30~60g。

功效:温振脾阳。

主治:慢性肾炎脾阳不振证。

加减:血胆固醇高者加泽泻 10~15g,生山楂 15~20g;尿中颗粒、透明管型多者加熟地黄 15~20g,山萸肉 10~15g,枸杞子 10~15g;肾功能不全非蛋白氮及肌酐明显升高者加生大黄 3~10g,丹皮 10~15g;尿蛋白增高者加金樱子 10~15g,芡实 10~15g,益智仁 10~15g。

［魏丹霞,施兴黔,陆家龙.陆家龙导师治疗慢性肾炎经验总结.中国民族民间医药,2010,9:117］

大医有话说

以上三方均可用于证型属脾肾阳虚水泛的慢性肾炎,临床表现的共同点为:形寒怕冷,神倦困顿,面色㿠白,舌淡苔润,脉沉细。其各家用药稍有不同。

曹向平认为本病大多有不同程度的水肿,也有少数没有水肿表现,但多有一定的虚损征象,且本病的辨证论治常以水肿为中心。故在助阳的同时尤重视利水消肿,方中猪苓、茯苓、泽泻、车前子均具有淡渗利湿的功效,而黑白丑即牵牛子,更长于泻下逐水,主治水饮停蓄,水肿胀满,二便不通的实证及热结便秘,气滞腹胀者,槟榔也能下气行水。

邵朝弟在济生肾气丸的基础上加入益母草、肉苁蓉和黄芪,在补肾利水的同时加强了助阳化气的功效,其中肉苁蓉更是历代补肾壮阳类处方中使用频度最高的补益药物之一,主要功能为补肾阳,益精血,润肠通便。

陆家龙重视温振脾之阳,即《素问·至真要大论》中所说的"益火之源,以消阴翳"。本方中黄芪甘温,可益气培本,且能利水,现代药理研究其具有促进血液循环的作用;仙灵脾辛甘性温,功补肝肾;附子乃辛热之品,补阳益火,温中焦,暖下元。陆家龙认为此三味药是治疗慢性肾炎的关键药物,除舌质红绛、湿热炽盛者外,仙灵脾、附子均应选作主药。现代药理研究亦证实附子、仙灵脾除温肾外,还具有肾上腺皮质激素样作用。益母草大剂量使用有活血利水的作用,现代药理研究认为其具有消除尿中蛋白的作用。方中虽有诸多温热之品,但加入了苦寒之益母草为使,可防热者太过,又增强了活血利水之功。益母草对于血瘀水肿或水气同病者可适量加大用量。

大医之法四:健脾消肿方

搜索

(1)曹向平验方

药物组成:炙黄芪、党参、白术、山药、芡实、半夏、茯苓、猪苓、泽泻、陈皮、赤小豆。

功效:益脾调气,利水消肿。

主治:慢性肾炎脾虚气滞,中宫不运,升降失司证。

[曹庄.曹向平教授论治慢性肾炎的经验.江苏中医药,2002,23(1):12]

(2)柴瑞霭验方

药物组成:炒白术、茯苓皮各30g,炒山药、炒薏米、冬瓜皮各20g,丝瓜络18g,大腹皮、车前子(包)各15g,太子参、茯苓、桑皮各12g,白扁豆(捣)、陈皮、莲子肉各10g,桔梗8g,炙甘草、砂仁(后入)各6g。

功效:益气健脾,行气化湿,利水消肿。

主治:慢性肾炎脾气虚弱,水湿不化证。

[柴巍,宋瑞芬,等.柴瑞霭治疗慢性肾炎经验举隅.山西中医,2009,12:6]

大医有话说

慢性肾炎多属于中医学的"水肿"、"虚损"范畴,《丹溪心法·水肿》言:"水肿因脾虚不能制水,水渍妄行,当以参、术补脾,使脾气得实,则自健运,自能升降运动其枢机,则水自行。"以上两方均为针对水肿这一症状形成的方剂。

曹向平认为在慢性肾炎的发展过程中"其本在肾、其标在肺、其制在脾",但根据中医"急则治其标,缓则治其本"的治疗原则,在水肿较为严重的时候,仍然应以消除水肿的症状为先。故本方以黄芪、党参、白术、山药、芡实、陈皮等健脾益气的药物为主,同时以猪苓、茯苓、泽泻、赤小豆等淡渗利湿,消除水肿。现代药理研究显示:猪苓、茯苓、泽泻及赤小豆都具有利尿的作用。

柴瑞霭方选参苓白术散合五皮饮加减。用参苓白术散益气健脾,培土制水;用五皮饮行气化湿,利水消肿;同时本方适用于水湿郁滞兼有轻微化热的患者,故在五皮饮中去辛温、苦温散水之生姜皮、陈皮易为冬瓜皮,再加丝瓜络、车前子清热利水消肿。方中重用炒白术,主要是增强益气健脾制水的作用。

大医之法五:泄热滋肾方

搜索

(1)李学铭验方

药物组成:生甘草、生地、山萸肉、怀山药、五味子、丹皮、女贞子、旱莲草、当归等。

功效:滋补肾阴。

主治:慢性肾炎病情日久,肾阴亏虚,虚火内灼伤脉络者。

加减:若兼有面色少华、神疲乏力者,加生黄芪、红枣、丹参、炒麦芽等以益气生血。金水相生,肾阴不足,肺金亦虚,故可加入人参、麦门冬、太子参、野荞麦根等滋肺阴、利咽喉之品。

> [吴国琳.李学铭教授治疗慢性肾炎十法.实用中医内科杂志,2000,14(4):6]

(2)曹向平验方

药物组成:生地、枸杞、茅根、小蓟、茯苓、黄连、黄柏、枳实、竹茹、车前子。

功效:清泄湿热,益阴滋肾。

主治:慢性肾炎水肿虽然消退或不见水肿而血尿明显,白细胞增多,及过用激素出现肾阴不足,湿郁化热者。

加减:可于方中加漏芦,其清利湿热之功尤佳。苔腻者另加半夏、白术。

> [曹庄.曹向平教授论治慢性肾炎的经验.江苏中医药,2002,23(1):12]

(3)骆继杰验方

药物组成:益母草、半边莲、紫苏叶各30g,黄芪、熟地黄、泽泻各15g,山药、茯苓各10g,山茱萸、牡丹皮各6g。

功效:益气养阴,健脾祛湿。

主治:慢性肾炎证属肾阴不足,脾肾气虚证。

加减:兼阳虚者加胡芦巴、淫羊藿;兼脾阳虚者加白术;兼肝阳上亢者加怀牛膝、杜仲、石决明;咽喉痛者加连翘;瘀血症状较明显者加重益母草剂量。

［聂梦伦,卢延年．骆继杰教授诊治肾病经验介绍．新中医,2003,1:15］

(4)庞学丰验方

药物组成:黄芪、当归、鳖甲、桑螵蛸、莲须、杜仲、牛膝、玄参、麦冬、女贞子、旱莲草、益母草。

功效:滋养肝肾,清热凉血。

主治:慢性肾炎证属肝肾阴虚证。

［刘欢．庞学丰辨治肾病临床经验．湖南中医杂志,2009,11:25］

(5)柴瑞霭验方

药物组成:鲜白茅根 60g,熟地、炒山药、白术、怀牛膝、生杜仲、旱莲草、紫珠草、小蓟各 15g,生桑寄生、明知母、女贞子各 12g,山萸肉 10g,黄柏、茯苓、泽泻、丹皮各 6g。

功效:滋补肾阴,清泻相火,凉血止血。

主治:慢性肾炎证属肾阴亏损,相火妄动,损伤脉络者。

［柴巍,宋瑞芬,等．柴瑞霭治疗慢性肾炎经验举隅．山西中医,2009,12:6］

(6)陆家龙验方

药物组成:生地 10～15g,山萸肉 10～15g,旱莲草 10～15g,丹皮 10～15g,泽泻 10～15g,茯苓 10～15g,猪苓 10～15g,怀牛膝 10～15g,桑寄生 10～15g,白茅根 15～30g,生益母草 20～30g,黄芪 15～30g,石韦 10～15g。

功效:滋阴益肾,利湿清热,益气化瘀。

主治:慢性肾炎肾阴亏虚证。

加减:小便涩痛、灼热、腰痛、少腹胀满者可加金钱草 20～30g。兼见头胀痛,而烘热,心烦少寐,血压偏高者可加钩藤、天麻、石决明,重用桑寄生 20g 以上。血尿顽固,加阿胶、炒蒲黄、仙鹤草补血、活血、止血。

［魏丹霞,施兴黔,陆家龙．陆家龙导师治疗慢性肾炎经验总结．中国民族民间医药,2010,9:117～118］

大医有话说

　　由于慢性肾炎病程较长，久病伤正，临床观察症状往往有一个由阳虚向阴虚转变的过程。这大多有久用温燥、渗利之品，或西药的激素、免疫抑制剂的长期大量应用；或因湿过日久，化热伤阴等，皆可导致阴精亏虚。临床常见腰膝酸软，口干咽痛，便结，苔薄，脉细或细数。治宜以清热滋阴为大法，根据不同兼症施以不同加减。以上六方均可用于肾阴亏虚的慢性肾炎。

　　李学铭常用六味地黄丸加减，患者水肿不明显，故以六味地黄丸去泽泻、茯苓，加女贞子、旱莲草，增强滋阴补肾的功效；加当归活血补血，故可治疗因肾阴不足，虚火内灼而造成的脉络损伤。

　　曹向平本方适用于慢性肾炎水肿虽然消退或不见水肿而血尿明显，白细胞增多，及过用激素出现肾阴不足，湿郁化热者。方中茅根既可以凉血止血又可以清热利尿，故既可以缓解血尿的症状也可以改善水肿的情况，但其改善水肿的程度不如急性肾炎。有相关实验推测，白茅根的作用主要在于缓解肾小球血管痉挛，从而使肾血流量及肾滤过率增加而产生利尿效果，同时肾缺血改善，肾素产生减少，使血压恢复正常。故对急性肾炎疗效良好，慢性肾炎疗效较差。加用车前子以加强清热利尿的功效。现代药理学研究显示，小蓟的止血主要是通过使局部血管收缩，抑制纤溶而发挥效应的。此外，本方以黄连、黄柏清泄湿热，竹茹清热凉血而止血，且有消瘀之效，可见其所治疗的患者湿热症状较为明显。

　　骆继杰认为，慢性肾炎由于病程长，病情反复，形成一种以正气虚、气血功能失调为主或兼有湿邪的病证。大部分患者有不同程度的水肿，多由脾肾气虚所致。久病阳损及阴，导致肝肾阴虚、阴阳两虚或气阴两虚，出现腰痛、头晕、乏力、尿少等一系列症状。长期蛋白尿使精微物质进一步减少，又加重了肾阴不足。因此，慢性肾炎的治疗以益气滋养肾阴为主，佐以健脾祛湿，活血化瘀。即使是阳虚者，也只能在补阴的基础上同时补阳，兼湿者佐以利湿。本方为其自拟的益母地黄益肾汤。方中黄芪补气健脾摄精；紫苏叶行气宽中，宣通三焦气机；熟地黄、山药养阴；山茱萸、胡芦巴补肾；半边莲合茯苓、泽泻祛湿；益母草活血化瘀。全方滋肾阴，健脾气，活血化瘀，祛湿利水。

　　庞学丰此方为其自拟的消白复肾2号方。方中当归补血活血养血，祛瘀止血；鳖甲滋阴潜阳，软坚散结；桑螵蛸固精缩尿，补肾收敛、助阳；莲须固肾收敛、涩精；杜仲补肝肾；牛膝补肝肾，活血祛瘀，利尿，引血下行；玄参清热凉血，滋阴解毒，散结；麦冬养阴润肺，益气，滋阴清热；女贞子益肾补肝；旱莲草补肝肾阴，凉血止血。全方以滋补肝肾之阴为主，共奏滋养肝肾，清热凉血之功。经长时间临床应用，发现消白复肾汤治疗慢性肾小球肾炎在提高缓解率，减少尿蛋白，改善血 β_2-微球蛋白、尿素氮等指标方面均具有较好的效果。

柴瑞霭之方为知柏地黄丸合二至丸加味。柴瑞霭认为，慢性肾炎尿中的蛋白与肾精的封藏和脾气的健运有密切关系，故以知柏地黄丸合二至丸及杜仲、牛膝、桑寄生等药滋补肝肾，固摄肾精，并以白术、茯苓健脾助运，能很好地治疗蛋白尿。同时以白茅根、小蓟控制血尿，并强调此两药能用鲜品效果更佳。

陆家龙之方是在猪苓汤合六味地黄丸基础上结合现代药理研究化裁而来。其中猪苓汤中以生地易阿胶，以增强滋阴作用，又具活血散瘀清热之效而无阿胶滋腻之弊。合旱莲草、山萸肉、桑寄生、怀牛膝可滋补肝肾之阴，且滋阴而不助湿；桑寄生、怀牛膝均可利小便，壮腰膝，养血滋阴，平补肾精，以治其本；丹皮、益母草活血凉血，既可散瘀，又可清热；猪苓、茯苓、泽泻利湿而具有散结之力；黄芪最为重要，既可补脾益气，健运中焦，又可配伍生地等生血补虚，具有补血汤之意。同时黄芪配泽泻、茯苓等开通水道，利尿排浊；配益母草、丹皮等补气活血、助血循行；配寄生、牛膝外调肝气，可治眩晕，可以一举多得。所以全方合用，共奏滋阴益肾，利湿清热，益气化瘀之功。

大医之法六：脾肾兼治方

搜索

(1)朱宗元验方

药物组成：乌梅4g，防风3g，五味子4g，柴胡5g，雷公藤7g，白花蛇舌草7g，黄芪10g，桃仁5g，红花5g，益母草5g，灵芝，熟地黄6g，巴戟天4g，桑螵蛸4g，党参5g，炒白术4g，升麻3g，连皮茯苓7g，泽泻6g。

功效：扶正固本，健脾益肾。

主治：慢性肾炎证属脾肾亏损证。

［李鹏．朱宗元治疗慢性肾病经验．中医杂志，2004，6：418］

（2）徐敬才验方

药物组成：党参 30g，炒白术 15g，茯苓 30g，炒怀山药 15g，炙黄芪 30g，熟地 30g，山萸肉 10g，仙灵脾 12g，炒杜仲 12g，茜草 10g，鹿衔草 10g，泽兰 15g，白茅根 30g，益母草 15g。

功效：益气补肾，兼活血利尿止血。

主治：慢性肾炎证属脾肾亏损，日久挟瘀，复感外邪，下焦郁热之证。

［牟林茂．徐敬才教授治疗慢性肾炎血尿的经验．中国中西医结合肾病杂志，2005，10：564］

（3）柳宝诒验方

药物组成：潞党参、绵黄芪、野于术、白茯苓、生甘草梢、盐水炒川黄柏、盐水炒西砂仁、盐水炒车前子、带心莲子、大生地炭、怀山药、干荷叶边、左牡蛎、丹皮炭、盐水炒菟丝子、潼沙苑子。

功效：益气健脾，补肾养阴。

主治：慢性肾炎证属脾肾两虚，相火偏旺者。

［陈爱平．江南名医柳宝诒治肾病验案评按．河南中医，2007，3：31］

（4）邵朝弟验方

药物组成：枸杞子、生地、山药、杜仲、续断、泽泻、益母草、怀牛膝各 15g，菊花 12g，丹皮、仙灵脾、仙茅各 10g。

功效：温阳益阴，调补脾肾。

主治：慢性肾炎证属阴阳两虚者。

加减：兼有外感者加金银花、连翘各 15g，牛蒡子 10g；咽痛、发热、口干者加西青果 10g；兼见口唇舌暗或有瘀斑者加丹参、赤芍各 15g，桃仁 10g；兼有胸脘痞闷、纳差、便溏者加陈皮、黄柏各 12g，苍术 6g；兼湿浊者加生大黄 10～15g。

［金劲松．邵朝弟治疗慢性肾炎的经验．湖北中医杂志，2007，29（5）：17］

（5）郭恩绵验方

药物组成：黄芪 35g，白术 15g，太子参 20g，菟丝子 15g，山茱萸 20g，枸杞子 20g,丹参 20g 等。

功效:健脾益气,补肾养阴。

主治:慢性肾炎证属脾肾两虚者。

加减:蛋白尿为主者酌加芡实、桑螵蛸、益智仁等;血尿为主者加白茅根、生地榆、茜草炭、蒲黄炭、汉三七面等;水肿为主者加金衣、翠衣、茯苓等;血压高者加天麻、生石决明、生龙骨、生牡蛎等;腰膝酸软甚者加杜仲、桑寄生、狗脊、牛膝等;五心烦热者加丹皮、胡黄连、地骨皮、青蒿等;手足凉怕冷者加淫羊藿等;胸闷胀满者加瓜蒌壳、薤白、陈皮等;寐差者加炒枣仁、夜交藤、磁石等。

> [周微.郭恩绵教授中医治疗肾脏疾病的用药经验.中华中医药学刊,2007,4:656~657]

(6)石景亮验方

药物组成:山茱萸 30g,生山药 30g,紫菀 10g,阿胶 10g,当归 15g,白术 15g,陈皮 10g,牡丹皮 15g,元胡 15g,川贝 10g,炒黄芩 15g。

功效:培补脾肾,活血凉血。

主治:慢性肾炎证属表邪已解,郁结尽散而虚象显露者。

> [刘春思,张春雷.石景亮治疗慢性肾炎经验撷菁.光明中医,2008,4:430]

(7)庞学丰验方

药物组成:黄芪、党参、白术、茯苓、山药、枸杞子、菟丝子、金樱子、芡实、蝉衣、紫苏叶、益母草。

功效:补脾益气,固肾涩精。

主治:慢性肾炎证属脾肾气虚者。

> [刘欢.庞学丰辨治肾病临床经验.湖南中医杂志,2009,11:25]

(8)柴瑞霭验方

药物组成:炒白术、茯苓皮、玉米须各 30g,炒山药、怀牛膝、车前子各 15g,熟地 12g,山萸肉、茯苓、鸡内金(捣)各 10g,泽泻、丹皮、附子(先煎)各 6g,肉桂 3g。

功效:补益肾气,化气行水,健脾培土,利水消肿。

主治:慢性肾炎证属肾气不足,气化不利,水湿泛滥者。

[柴巍,宋瑞芬,等．柴瑞霭治疗慢性肾炎经验举隅．山西中医,2009,12:6]

大医有话说

　　慢性肾炎的病机特点属本虚标实,是肺、脾、肾三脏的亏虚,尤以脾、肾亏虚为主。脾肾亏虚是导致水肿、蛋白尿、血尿等证候的根本原因。故治疗慢性肾炎脾肾同调就显得尤为重要。以上八方对症状不同的慢性肾炎都采用了脾肾同调的方法,对各种症状特别是水肿的缓解具有显著疗效。

　　朱宗元认为慢性肾炎主要是由于免疫介导性炎症,导致免疫复合物沉积所致,故应注重调节免疫功能,使人体阴阳平衡,正气得复,邪气得除。慢性肾炎又具有虚实夹杂的特点,五脏虚损与痰浊、瘀血、湿热、毒邪并存,多种病理产物滞留体内,使清阳不升,浊阴不降,故治疗时必须使气机升降有序,开合复常。方中柴胡、防风主升、主出、主开;乌梅、五味子主降、主入、主合;白术、茯苓健脾补肾;桃仁、红花活血祛瘀。

　　徐敬才此方为参芪地黄汤加减,以原方去活血之丹皮,易人参为党参,加白术,健脾益气,又用仙灵脾、炒杜仲补肾,茜草、鹿衔草、白茅根都具有止血的作用,泽兰、益母草活血化瘀,止血而不留瘀,改善肾脏微循环。全方重在治疗慢性肾炎的血尿症状,在补脾肾以治本的同时,加入清热解毒利湿之品,并佐以活血之药以治其标。

　　柳宝诒为晚清著名中医学家,此方针对症见长期尿浊,脉软微数,肾阴亏损,脾湿下陷,且每于傍晚加重,兼见内热盗汗。辨证为阴虚之热与相火之动均经并入膀胱。方中党参、黄芪、于术、茯苓、山药健脾益气;黄柏、丹皮、生地清泻相火,其中黄柏、砂仁、甘草是封髓丹之方,菟丝子、莲子、潼沙苑益肾涩精,盐炒能入肾,诸药共奏固肾健脾养阴之功。

　　邵朝弟之方为杞菊地黄丸合二仙汤加减,主要治疗阴阳两虚的慢性肾炎。其中杞菊地黄丸主补肝肾之阴;而二仙汤则主要温补脾肾之阳,因为此证热象不嫌,故除去了清热之力较强的知母和黄柏。

　　郭恩绵此方为根据临床经验自拟的玉肾露,其认为本病关键为脾肾亏虚,统摄升清封藏功能失职,而又每因风、寒、湿、热、瘀、毒等因素引发。因而确立补益脾肾的基本治疗原则。方中黄芪、白术、太子参补气健脾;菟丝子、山茱萸益阴补阳;枸杞子固肾益肾;丹参活血。

石景亮本方为其经验方:益肾健脾汤。方中紫菀、山茱萸、生山药、阿胶、白术健脾补肾,益气养血;当归、丹皮、元胡养血活血凉血;陈皮、川贝行气软坚;炒黄芩防诸药温燥而化火伤阴。全方补益药用量不大,且温而不燥。共收补肾健脾,益气养血,活血散瘀之效。适用于表邪已解,郁结尽散而虚象显露的患者。

庞学丰此方为其自拟的消白复肾汤1号。方中黄芪益气固表,利水消肿;党参补中益气;白术补气健脾,燥湿利水;茯苓健脾补中,利水渗湿,且利水而不伤正,为利水要药;山药益气养阴,补肺脾肾;枸杞子滋肝肾,益精血;菟丝子补肾固涩,益精养肝;金樱子固精缩尿,补五脏;芡实固肾涩精补脾,与金樱子组成水陆二仙丹,效果更加显著;蝉衣散风热,宣肺;紫苏叶行气宽中,有活血作用,使用本品调畅气机,用于小便不通之证;益母草活血化瘀,利尿消肿,清热解毒。全方以补益脾肾之气为主,共奏补脾益气,固肾涩精之功。

柴瑞霭其方采用济生肾气汤补益肾气,利水消肿,加茯苓皮增强利湿消肿之功效,并重用炒白术,意在增强益气健脾制水的作用,脾气健运则水湿不生,水湿不生则水肿自消;玉米须其性平和,味甘、淡,功用利水通淋,长期服用对肾炎水肿和尿中蛋白有很好的临床效果。

大医之法七:活血利水方

搜索

(1)时振声验方

药物组成:黄芪 15g,女贞子 15g,焦山楂 30g,丹参 30g,泽泻 15g,萆薢 30g。

功效:益气滋阴,活血清利。

主治:慢性肾炎证属正虚邪实者。

加减:气虚重者,加太子参 15g 或党参 15g;阴虚重者,加生地 10g,丹皮 10g;瘀血重者,加泽兰 10g,桃仁 10g,红花 10g;血尿明显者,加生侧柏 30g,马鞭草 30g,生地榆 30g,大小蓟各 15g,茜草 15g;水湿重者,加茯苓 30g,白术 10g,汉防己 30g,牛膝 10g,车前子(包)30g;下焦湿热者,加知母 10g,黄柏 10g,滑石 30g,车前草 30g 或白花蛇舌草 30g,石韦 10g;中焦湿热者,加黄连 10g,法半夏 10g,木瓜 15g;肾虚腰痛者,加桑寄生 15g,牛膝 10g,木瓜 15g;

肝郁气滞者,加柴胡 10g,制香附 10g,郁金 10g。

[李平.时振声教授治疗慢性肾炎临床经验.中国中西医结合肾病杂志,2005,3:130]

(2)赵纪生验方

药物组成:黄芪 30g,赤白芍各 10g,丹皮 10g,桃仁 10g,红花 10g,巴戟天 10g,小蓟 30g,益母草 15g,杜仲 20g,肿节风 15g。

功效:活血化瘀,益肾健脾。

主治:慢性肾炎证属气虚血瘀者。

加减:兼有外感者加加金银花、连翘各 15g,牛蒡子 10g;咽痛、发热、口干者加西青果 10g;兼见口唇舌暗或有瘀斑者加丹参、赤芍各 15g,桃仁 10g;兼有胸脘痞闷、纳差、便溏者加陈皮、黄柏各 12g,苍术 6g;兼湿浊者加生大黄 10～15g。

[唐杨,吴国庆,等.赵纪生治疗慢性肾炎经验述要.江西中医药,2005,4(4):7]

(3)邵朝弟验方

药物组成:生地、当归、沙参、山药、枸杞子、茯苓、山茱萸、泽泻、益母草、怀牛膝各 15g,川楝子、麦冬各 12g。

功效:滋补肝肾,活血利水。

主治:慢性肾炎证属肝肾阴虚者。

[金劲松.邵朝弟治疗慢性肾炎的经验.湖北中医杂志,2007,29(5):17]

(4)周仲瑛验方

药物组成:生大黄、芒硝、枳实、桃仁、猪苓、生地、麦冬、白茅根。

功效:泻下通瘀,佐以滋阴利水。

主治:慢性肾炎证属瘀热水结者。

[刘彩香,郭立中.周仲瑛教授从瘀热论治慢性肾炎经验.中国中西医结合肾病杂志,2008,2:99]

大医有话说

《金匮要略》云："血不利则为水。"气滞血瘀每致水湿停滞，而水停又使血瘀加重而成水肿。现代医学研究也表明慢性肾炎患者肾小球基底膜增生，血液黏度增高，血小板凝集，纤维蛋白沉积和微循环障碍。临床实践表明，在辨证论治的基础上，注意活血化瘀利水化湿法的应用，对消除蛋白尿、血尿、水肿，降低血压及延缓肾功能的减退有很好的作用。

时振声此方为其总结的"益气养阴，活血清利"中药的基本方，然后根据不同的症状给予相应的加减。此方扶正与驱邪兼顾，以黄芪益气消肿，女贞子益肾阴，重用焦山楂合丹参活血化瘀，可解除局部瘀血的状况。泽泻和草薢利湿祛浊，因为水湿停留，阴虚又生内热，湿与热合则为湿热，因此瘀血、湿热又为气阴两虚证最常见的邪实，扶正祛邪故以益气滋阴，活血清利最为合拍。

赵纪生此方为其针对IgA肾病（系膜增生型）的慢性肾炎所配。方中以黄芪益气消肿，巴戟天温补肾阳，赤芍、丹皮、桃仁、红花、益母草、肿节风都具有活血化瘀的功效，其中肿节风的功效为清热凉血，活血消斑，祛风通络；现代药理研究显示肿节风的主要作用是改善能量代谢。同时又用小蓟凉血止血，防止活血太过。

邵朝弟此方为其针对气阴两虚的慢性肾炎的水肿而设。因脾肾气虚无力推动血液运行而致血瘀，故本方以生地、山药、山茱萸六味地黄丸中的三补之药，又配合沙参、枸杞、麦冬共补脾肾之阴。茯苓、泽泻利水，益母草、怀牛膝既可利水又可活血。李时珍说怀牛膝"滋补之功，如牛之力"，其长于补益肝肾，强腰膝以及活血、引血下行。

周仲瑛认为瘀包括血瘀和瘀血，前者是指血行不畅，后者是由血行不畅、局部不通所致的病理产物，并认为慢性肾炎水肿、血尿、蛋白尿、高血压四大症状均与"瘀"有重要的关系。此方为针对慢性肾炎水肿、尿量减少甚至尿闭、肾功能急剧恶化时期，症见颜面或双下肢浮肿，少腹胀满拒按，大便干结，甚至出现腹水、胸水或心包积液，腰痛，身热，或肌肤可见瘀斑、瘀点，或见神昏谵语，呃逆呕吐，舌红而干，苔黄或燥，脉滑数。方中以大黄、芒硝、枳实、桃仁泻热凉血，逐瘀通经。猪苓、生地、麦冬、白茅根养阴利水。8味药针对瘀热互结的慢性肾炎具有较强的功效。

大医之法八:和解少阳方

搜索

(1)李学铭验方

药物组成:柴胡、炒党参、生甘草、生黄芪、姜半夏、当归、青蒿、黄芩、生地、红枣等。

功效:和解少阳。

主治:慢性肾炎患者激素服用3个月以上,病情较稳定患者。

加减:一般认为激素类似温阳类药物,易伤阴液,故常于方中加入生黄芪、沙参、麦冬、黄柏、知母等滋阴药物以减少副作用。

> [吴国琳.李学铭教授治疗慢性肾炎十法.实用中医内科杂志,2000,14(4):7]

(2)石景亮验方

药物组成:苍术10g,制香附15g,郁金10g,枳壳12g,神曲9g,川芎9g,丹参15g,连翘9g,蒲公英10g,赤小豆9g,泽兰12g,白茅根30g,荆芥10g,防风9g。

功效:发越郁结,条达气机,驱风解表,散邪解毒。

主治:慢性肾炎初治患者。

> [刘春思,张春雷.石景亮治疗慢性肾炎经验撷菁.光明中医,2008,4:430]

大医有话说

慢性肾炎患者服用激素后,邪气由内外达于半表半里之间,运用和解少阳之法配合激素治疗可以提高疗效,并且可以帮助激素减量。

李学铭此方为小柴胡汤加减,适用于慢性肾炎患者激素服用3个月以上,病情较稳定患者。症见:舌淡苔薄,脉细或细数,无明显不适,尿检基本正常。邪在半里半表,则营卫争。故用柴胡、大枣和甘草和营卫。并在原方中加黄芪、党参益气健脾,青蒿、黄芩、生地清热养阴。全方共奏扶正祛邪,和解少阳之功。

石景亮认为，慢性肾炎患者多外感表邪，内有郁结，故指出慢性肾炎患者初治当以发越郁结，条达气机，驱风解表，散邪解毒为主。石景亮以越鞠丸之意，研用新加越鞠汤。方中苍术燥湿健脾，使湿郁得祛；制香附、郁金功专行气解郁，使气机条达舒畅；丹参、川芎、白茅根、泽兰活血利水，行血中之郁；神曲、枳壳调中焦气滞而消食积，兼防诸药伤中；蒲公英、连翘、赤小豆解毒散邪；荆芥、防风解表疏风。全方通过上调下达，中运健化，热瘀共除，升降相因，从而达到发越郁结，条畅气机，驱风解表，散邪解毒之功效。

第2章 手握名方，与IgA肾病抗争到底

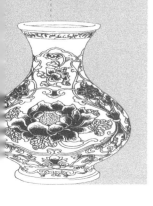

　　IgA肾病又称Berger病，是一种特殊类型的肾小球肾炎，多发于儿童和青年，发病前常有上呼吸道感染，病变特点是肾小球系膜增生，用免疫荧光法检查可见系膜区有IgA沉积。

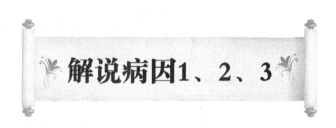

1. 风邪外袭

风夹热邪外袭，内舍于肺，下传膀胱，水道不利，热结下焦，可致水肿和尿血。

2. 肝肾阴虚

素体阴虚，或烦劳过度，以致肝肾阴虚，阴虚则生内热，热伤肾络则尿血。

3. 脾肾气虚

素体气虚，或劳累过度，伤及脾肾，以致脾肾气虚，脾不升清，肾失封藏，则出现蛋白尿，气不摄血，可出现血尿(见图2-1)。

总之，IgA肾病总以阴虚或气虚为本，风邪、湿热、瘀血为标，阴虚常兼湿热，气虚可伴血瘀。

中医治病，先要辨证

1. 急性发作期

(1)外感风热，热伤血络：恶寒轻发，热重，咽干咽痛，咳嗽，痰黏不易咯出，腰酸腰痛，尿赤或肉眼血尿，舌质红，苔薄黄，脉浮数。双扁桃体肿大，血常规白细胞、中性粒细胞增高。治宜疏风清热，凉血止血。方以银翘散合小

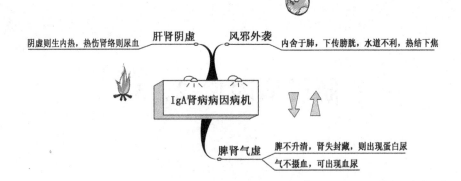

图 2-1　IgA 肾病的病因病机

蓟饮子加减。

（2）下焦（胃肠）湿热：脘腹胀闷，纳呆，发热，口苦，腰酸腰痛，尿赤或血尿，伴尿频不爽或尿急尿痛，舌质红，苔黄厚或腻，脉濡数或滑数。尿常规或沉渣镜检可见白细胞、红细胞和（或）蛋白。治宜健脾化湿，清热凉血。方以藿香正气散合小蓟饮子加减。

2. 慢性进展期

（1）阴虚内热：尿血鲜红，或显微镜下血尿，五心烦热，口干咽燥，腰酸腿软，舌红少苔，脉细数。治宜滋阴清热，凉血止血。方以知柏地黄汤合二至丸加味。

（2）气阴两虚：血尿时轻时重，平时以少量镜下血尿为主，稍有劳累即见肉眼血尿，气短乏力，手足心热，口干咽燥，纳差食少，舌红苔薄白，脉沉细或细数。治宜益气养阴，摄血止血。方以大补元煎加减。

（3）脾肾气虚：血尿色淡红，常以镜下血尿和（或）蛋白尿为主，腰酸腿软，耳鸣头晕，食欲不振，面色萎黄，腹胀便溏，神疲体倦，少气懒言，舌淡胖有齿痕，苔白，脉沉缓。治宜健脾补肾，益气摄血。方以补中益气汤加减。

（4）瘀血内阻：长期慢性镜下血尿，腰痛固定不移，或刺痛，面色晦暗，唇色青紫或暗，肢麻，痛经、闭经，经行不畅，经色紫暗，经血有块或尿中带血块，舌淡暗或暗红或青紫，舌有瘀点、瘀斑，脉沉涩。治宜活血化瘀，行血止血。方以加味当归芍药散加减（见图 2-2）。

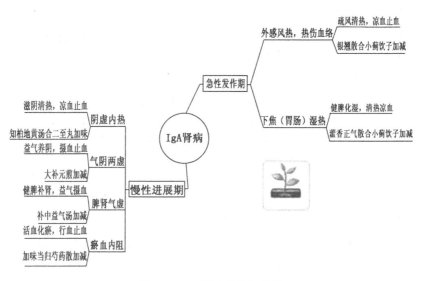

图 2-2　IgA 肾病的辨证论治

IgA肾病的大医之法

大医之法一:益气固表方

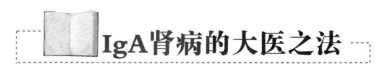

(1)黄文政验方

药物组成:生黄芪 15g,防风 10g,白术 10g,柴胡 10g,黄芩 10g,生地 25g,牡丹皮 10g,茯苓 10g,知母 10g,黄柏 10g,白茅根 30g,小蓟 30g,茜草 15g,地锦草 30g,白花蛇舌草 30g,荠菜花 30g。

功效:益气固表,滋阴清热,凉血止血。

主治:IgA 肾病证属卫表不固,下焦湿热型。

[张丽芬.黄文政教授治疗 IgA 肾病的经验.天津中医学院学报,2004,3:31]

（2）戴希文验方

药物组成：黄芪、防风、白术、银花、连翘、紫地丁、蒲公英、蛇莓、白花蛇舌草、当归、穿山龙等。

功效：益气固表，解毒祛湿。

主治：IgA肾病证属肺脾气虚，风湿热毒扰肾型。

> ［饶向荣，白雅雯．戴希文治疗IgA肾病的经验．北京中医药，2008，9：692］

大医有话说

在本病的初始阶段，往往是由于患者素体气虚，卫外不固，反复招致外邪侵袭；风热犯肺，母病及子，则热邪入肾，肾经上络于咽，热邪循经亦可入肾。故临床上常表现为神疲乏力，时外感邪，或发热，咽部红肿疼痛，肉眼血尿或有镜下血尿，或有不同程度蛋白尿，水肿，口干，舌红，苔薄白或薄黄，脉浮数或细数。

黄文政此方针对病机为卫表不固，阴虚阳浮，湿热下盛，络脉灼热的患者，表现为两寸脉弱，两尺脉大。意为肺气弱，肾虚热，故用药益气固表与滋肾清利并用而收全功。方以玉屏风散合知柏地黄丸加减。

戴希文此方特别适合因感冒引起此病并以蛋白尿为主要表现的患者。方以益气清解方加减，为玉屏风散、银翘散和五味消毒饮化裁。方中黄芪、防风益气固表；白术益气健脾；连翘疏散风热；金银花、紫地丁、蒲公英、蛇莓、白花蛇舌草均可清热解毒；当归、穿山龙活血养血。

大医之法二：疏风清热方

搜索

（1）陈以平验方

药物组成：银花、连翘、淡豆豉、淡竹叶、大青叶、板蓝根、菊花、白茅根、藕节炭、大生地、黄芩、挂金灯。

功效：疏风清热。

主治：IgA肾病证属风热扰络型。

[卢巧珍.陈以平治疗IgA肾病的经验.中医文献杂志,2004, 2:40]

(2)黄文政验方

药物组成:小蓟30g,炒蒲黄10g,麦门冬10g,生地10g,滑石10g,炒藕节炭15g,白茅根30g,地锦草30g,生侧柏叶30g,茜草10g。

功效:清热利湿,凉血止血。

主治:IgA肾病证属湿热内蕴型。

加减:尿道灼热加冬葵子15g,眼睑肿加萹蓄30g,腰酸加鹿衔草15g。

[张丽芬.黄文政教授治疗IgA肾病的经验.天津中医学院学报, 2004,3:31~32]

(3)金仲达验方1

药物组成:马鞭草、荠菜花、白茅根、大蓟、小蓟各30g,生地、茯苓、碧玉散各15g,栀子、生蒲黄、藕节炭、淡竹叶、生甘草各10g。

功效:清利湿热,凉血止血。

主治:IgA肾病证属下焦湿热型。

加减:大便秘结、腹胀明显者加生大黄、枳实;小便灼热涩痛加萹蓄、瞿麦、石韦、车前草;胸闷、纳呆、腹泻者加砂仁、薏苡仁、广木香等。

[张文军,安金龙,张雪峰.金仲达治疗IgA肾病经验撷要.山西中医,2010,5:7]

(4)金仲达验方2

药物组成:忍冬藤、蒲公英各30g,黄芩、玄参各15g,麦冬、生甘草、桑白皮各10g,桔梗5g。

功效:宣肺清热,凉血止血。

主治:IgA肾病证属风热扰络型。

加减:伴咽痛者加山豆根、马勃清利咽喉;伴咳嗽者加杏仁、平贝、桑皮清肺止咳。

[张文军,安金龙,张雪峰.金仲达治疗IgA肾病经验撷要.山西中医,2010,5:7]

(5)李学铭验方

药物组成:一枝黄花、玉米须各 30g,大蓟、小蓟、茅根、浮萍各 12g,蝉衣 10g。

功效:清热宁络散风。

主治:IgA 肾病证属内热炽盛型。

加减:肾阴虚加女贞子、旱莲草各 15g;肺阴虚加北沙参 12g,麦冬 10g;咽痛加生甘草 6g,知母 10g,板蓝根 12g;鼻塞加杏仁 10g,苍耳子 12g;口干渴加芦根 30g,天花粉 12g。

> [何灵芝．李学铭治疗 IgA 肾病经验．浙江中医杂志,2005,5:329]

(6)郑新验方

药物组成:金银花、连翘、薄荷、蝉衣、大力子、蒲公英、黄芩、板蓝根、鱼腥草。

功效:疏风解表,清热解毒。

主治:IgA 肾病证属风热犯肺型。

> [杨敬,陈原,熊维建．郑新主任医师治疗 IgA 肾病血尿的临证经验．中国中西医结合肾病杂志,2006,12:687]

(7)郑建民验方

药物组成:赤芍、牡丹皮、大小蓟、茜草、生地黄、白茅根、黄芩、黄柏、金银花、连翘、仙鹤草、地锦草、三七粉等。

功效:清热解毒,凉血止血,兼以化瘀通络。

主治:IgA 肾病证属外感发热型。

加减:尿蛋白阳性加蝉蜕、地龙、徐长卿,口服雷公藤多甙片;咽痛便秘者加大黄、牛蒡子、冬凌草;心烦口渴,加栀子,葛根;纳差加白豆蔻、麦芽、山楂、鸡内金;腹胀加白豆蔻、藿香、砂仁、枳壳、炒卜子等。

> [马善桐．袁士良主任医师治疗臌胀经验拾零．中国中医急症,2008,10:1413]

(8)马居里验方

药物组成:银花、荆芥各 10g,藕节、淡竹叶、连翘、牛蒡子各 12g,野菊花、蒲公英、鱼腥草、旱莲草、白茅根各15g，桔梗8g。

功效：清热解毒，凉血化瘀。

主治：IgA肾病证属肝郁脾虚，水热蕴结兼有血瘀型。

加减：若咽痛明显可加玄参20g，麦冬、橘红各15g。

[李丽．马居里治疗IgA肾病血尿临床经验．山西中医，2009，9：4]

(9)赵宗江验方

药物组成：炒槐花18g，竹叶10g，丹皮12g，赤芍12g，茅芦根各30g，藕节炭12g，生地黄18g，茜草10g，银花10g，桔梗8g，鱼腥草30g，蛇舌草30g，仙鹤草30g，忍冬藤30g，马鞭草30g。

功效：清泄卫气郁热，凉血通络止血，佐以清热解毒利咽。

主治：IgA肾病证属卫气郁热，深入血分，络脉瘀阻型。

[赵宗江，豆小妮．赵宗江教授血尿的诊治思路与经验．北京：第21次中华中医药学会肾病分会学术会议论文汇编，1994]

大医有话说

风热扰络症多出现在本病的急性发作期，患者常见发热（高热或轻微发热），咽痛，咳嗽，腰酸腰痛，尿赤（肉眼血尿），苔薄白，脉浮数。风邪、湿邪和热邪之间往往相互结合，相互转化。风热毒邪壅盛，下迫肾与膀胱，以致血络受损而尿血。故治疗上多以疏风散热，清热解毒，凉血止血为主。

陈以平此方为银翘散或桑菊饮加减。方中选用针对病邪之菊花、连翘、淡豆豉、淡竹叶、银花、大青叶、板蓝根、挂金灯一派疏散风热，清热解毒之品；白茅根、藕节炭收敛止血；生地清热养阴；黄芩加强清上焦湿热之力。

黄文政此方辨证为风热上扰，热毒内盛。方中小蓟、炒蒲黄、白茅根、地锦草清热凉血；生地滋阴清热；滑石利尿通淋；藕节炭收敛止血，诸药共奏清热利湿，凉血止血之功。

李学铭此方所针对的患者一般近期曾有外感史，发热或无发热，或虽无外感病史，但症见小便黄，口干，咽干痛，或伴咳嗽痰稠，或伴鼻塞涕黄。尿检以镜检血尿为主，红细胞＋～＋＋，少数患者尿蛋白＋左右。脉沉或数，舌质色泽无明显变化，或略偏红，苔白少津或根部微黄。由于外感是其发病的主要诱因或表现出风热表证,故方中以浮萍、蝉衣、一枝黄花疏散风热,解毒消肿;玉米须、大蓟、小蓟、茅根利尿止血。

郑新认为此期以邪实为主,故治宜驱邪,方以银翘散加减。方中以连翘、薄荷、蝉衣、大力子疏散风热;蒲公英、黄芩、板蓝根、鱼腥草、金银花清热解毒,一派治标散邪之品。

郑建民把辨病与辨证相结合,此方适用于病之早期肉眼血尿者,因常在外感热病后出现,故归于一类,如外感咳嗽发热之后或湿热泄泻之后。患者症见尿色鲜红,咽红,咽干痛,心烦口渴,小便热灼微痛,舌质红,苔黄,脉沉或数。方中赤芍、牡丹皮、生地黄凉血活血,止血不留瘀;黄芩、黄柏、金银花、连翘、地锦草清热解毒;白茅根、大小蓟、茜草凉血止血;仙鹤草收敛止血;三七粉活血止血。

金仲达此方针对风热内扰,肾络受损的患者,症见发热,咳嗽,咽痛,腰酸,尿赤,血尿,舌红、苔薄微黄,脉浮数。方以银蒲玄麦甘橘汤加味。方中忍冬藤、蒲公英清热解毒;桔梗、玄参利咽,疏理肺气;黄芩、麦冬、桑白皮、生甘草共奏清热养阴之功。

马居里此方为银翘散合五味消毒饮加减,患者症见发热重于恶寒,咽干痛,咳嗽,可见黄白黏痰,肉眼血尿或仅见镜下血尿,舌尖红、苔薄黄,脉数或浮数。查体可见咽红,双侧或一侧扁桃体肿大。方中同样以银花、荆芥、淡竹叶、连翘、银花等疏散风热,清热解毒;桔梗、牛蒡子利咽;因见黄白黏痰,以鱼腥草消痈排毒;旱莲草、白茅根凉血止血。

赵宗江此方所针对的患者也有咽痒、咽痛、尿赤,舌扁桃体充血水肿,舌红苔白,脉浮等表现,患者卫气不固,反复外感,故卫气郁热,深入血分,瘀阻络脉,故方中桔梗、鱼腥草清泻肺气郁热;银花、蛇舌草、忍冬藤、竹叶、马鞭草清热解毒;丹皮、赤芍、生地活血化瘀;槐花、茅芦根、茜草凉血止血;藕节炭、仙鹤草收敛止血。

大医之法三:清热利湿方

搜索

(1)陈以平验方

药物组成:淡竹叶、藕节炭、生蒲黄、白术、茯苓、豆蔻仁、六一散、茜草、马鞭草,鲜生地、小蓟根等。

功效:清热利湿。

主治:IgA 肾病证属下焦湿热型。

[卢巧珍. 陈以平治疗 IgA 肾病的经验. 中医文献杂志,2004,2: 40]

(2)黄文政验方

药物组成:金银花 30g,连翘 15g,蝉蜕 10g,生地 15g,牡丹皮 10g,茯苓 10g,知母 10g,黄柏 10g,小蓟 30g,炒蒲黄 10g,黄芩 10g,白茅根 30g,地锦草 30g。

功效:清肺滋肾,疏风利咽。

主治:IgA 肾病证属热毒扰肾客咽型。

[张丽芬. 黄文政教授治疗 IgA 肾病的经验. 天津中医学院学报, 2004,3:31]

(3)周全荣验方

药物组成:银花、半枝莲、茜草、地榆、茯苓各 15g,白花蛇舌草、小蓟各 20g,白茅根、生米仁各 30g,生地 10g,生甘草 6g。

功效:清热利湿,凉血解毒。

主治:IgA 肾病证属湿热损络型。

加减:若湿重者加苍术 10g,藿香、佩兰、车前子各 15g;热重者加丹皮 10g,山栀 15g,黄柏 6g。

[杨杰. 周全荣治疗 IgA 肾病经验介绍. 浙江中医杂志,2004,7: 284]

(4)王铁良验方

药物组成:女贞子、旱莲草、知母、黄柏、熟地、山萸肉、山药、茯苓、泽泻、丹皮、半枝莲、鱼腥草、白花蛇舌草、茜草、生地榆。

功效:滋阴益肾,清热利湿,凉血止血。

主治:IgA 肾病证属肝肾阴虚,湿热内蕴型。

[孙瑞涛. 王铁良教授治疗 IgA 肾病的临证经验浅析. 中医药学刊,2005,2:230]

(5)郑新验方

药物组成:柴胡、黄芩、黄连、黄柏、栀子、银花藤、蒲公英、紫背天葵、石韦、车前草、金银草、小蓟、白茅根、旱莲草、马鞭草等。

功效:清热湿,凉血止血。

主治:IgA 肾病证属下焦湿热型。

加减:大便燥结加生大黄。

[杨敬,陈原,熊维建.郑新主任医师治疗 IgA 肾病血尿的临证经验.中国中西医结合肾病杂志,2006,12:687]

(6)马居里验方

药物组成:藿香、小蓟、蒲黄、当归、淡竹叶、生地各 12g,薏苡仁、土茯苓、葛根各 20g,滑石 18g,法半夏 12g,白蔻仁 10g。

功效:化湿和胃,清热凉血。

主治:IgA 肾病证属下焦湿热型。

加减:若以尿频、尿急、尿痛为主,可用八正散加减;若以蛋白尿为主,可加用二仙丹。

[李丽.马居里治疗 IgA 肾病血尿临床经验.山西中医,2009,9:4]

(7)金仲达验方

药物组成:马鞭草、荠菜花、白茅根、大蓟、小蓟各 30g,生地、茯苓、碧玉散各 15g,栀子、生蒲黄、藕节炭、淡竹叶、生甘草各 10g。

功效:清利湿热,凉血止血。

主治:IgA 肾病证属下焦湿热型。

加减:大便秘结、腹胀明显者加生大黄、枳实;小便灼热涩痛者加萹蓄、瞿麦、石韦、车前草;胸闷、纳呆、腹泻者加砂仁、薏苡仁、广木香等。

[张文军,安金龙,张雪峰.金仲达治疗 IgA 肾病经验撷要.山西中医,2010,5:7]

大医有话说

此型仍以 IgA 肾病的急性发作期多见，外感风热、湿热内蕴、肝郁化火或膀胱湿热均可发病。患者常见腰酸，尿赤，血尿，尿频不爽，脘闷纳呆，脉细数。故常以清热利湿，凉血止血为主。

陈以平此方针对血尿以小蓟饮子加减，方中茜草凉血止血，并重用鲜生地和小蓟根，加强凉血止血之功；藕节炭、生蒲黄止血而不留瘀；白术、茯苓、豆蔻仁健脾化湿；六一散、马鞭草、淡竹叶清热利湿。

黄文政仍以小蓟饮子加减。黄文政认为少阳三焦的枢机之用是整个机体进行正常气化功能的根本保证，而 IgA 肾病的病机特点为气血运行失常，少阳三焦枢机不利，脾、肺、肾三脏功能失调，而使水湿浊热等邪气内壅，久之湿热瘀血等标实之证形成。疏利三焦气机，使内外宣通，上下条达，气机得以枢转，气血津液运行恢复正常，则精微得以封藏，浊邪得以外泄。故方中以金银花、连翘、蝉蜕、黄芩、地锦草清热解毒，使邪气从上焦外泄；知母、黄柏清利下焦，使浊邪从下焦而出；生地、牡丹皮、茯苓以六味地黄丸之意滋阴凉血；小蓟、炒蒲黄、白茅根凉血止血。

周全荣认为临床上许多 IgA 肾病的起病、复发及加重均与各种感染有关，最常见的是上呼吸道感染，其次是皮肤感染、肠道感染，女性常见的是泌尿系感染。此时西医一般运用抗生素，但有时用之却未必都能取效。而银花、半枝莲、白花蛇舌草等清热解毒类中药经过现代药理研究已证实有确切的抗菌、抗病毒功效。在中医辨证基础上加用这些中药，可以增加疗效，缩短疗程，减少毒副作用。此外方中还以茯苓、米仁健脾利湿；生地、地榆、茜草、小蓟凉血止血。

王铁良此方针对下焦湿热，肝肾阴虚者。患者症见肉眼血尿，或持续镜下血尿日久，咽干咽痛，五心烦热，或腰膝酸痛，晨起眼睑浮肿或不肿，舌红少苔，或舌黯，苔腻，脉细数。方以二至丸合知柏地黄丸加减。女贞子、旱莲草滋肾养阴；知母、黄柏、熟地、山萸肉、山药、茯苓、泽泻、丹皮清热利湿，滋阴养肾；半枝莲、鱼腥草、白花蛇舌草清热解毒；茜草、生地榆凉血止血不留瘀。

郑新此方以柴芩汤合五味消毒饮、黄连解毒汤化裁。柴胡、黄芩通利三焦气机；黄连、黄柏、栀子清热燥湿；银花藤、蒲公英、金银草、马鞭草清热解毒；紫背天葵、石韦、车前草、旱莲草活血利水；小蓟、白茅根凉血止血。

马居里此方针对兼有湿邪困脾,胃脘不适的患者,症见脘腹胀满不适,心胸烦热,口苦口腻,肢体倦怠,腰酸困痛,小便短赤或血尿,便秘,舌尖红、苔黄厚或黄腻,脉濡缓。方用藿朴夏苓汤合小蓟饮子加减。藿香、薏苡仁、法半夏、白蔻仁健脾化湿和胃;葛根清热除烦,生津养胃;淡竹叶、滑石清热利湿;生地、土茯苓、小蓟、蒲黄凉血止血。

金仲达此方同样以小蓟饮子加减。马鞭草、荠菜花、栀子清热解毒,且方中使用碧玉散,在六一散的基础上加以青黛,以增强清热解毒凉血之功;白茅根、大蓟、小蓟、生地凉血止血;茯苓健脾利湿;蒲黄活血止血,防止众止血之品留有瘀血之弊;藕节炭收敛止血。

大医之法四:清心泻火方

搜索

(1)陈以平验方

药物组成:黄柏、黄连、黄芩、竹叶、莲子心、生甘草梢、蒲公英、茜草、马鞭草、白茅根、荠菜花,鲜生地或生地黄。

功效:清心泻火。

主治:IgA 肾病证属心火亢盛型。

[卢巧珍.陈以平治疗 IgA 肾病的经验.中医文献杂志,2004,2:40~41]

(2)金仲达验方

药物组成:淡竹叶、茜草根、生甘草、小通草各 10g,生地、栀子各 15g,淡豆豉、生地榆各 30g。

功效:清心泻火,凉血止血。

主治:IgA 肾病证属心火亢盛型。

加减:口舌糜烂者加黄连、黄芩、丹皮;心烦失眠者加珍珠母、夜交藤。

[张文军,安金龙,张雪峰.金仲达治疗 IgA 肾病经验撷要.山西中医,2010,5:7]

大医有话说

在此病的急性发作阶段，有时患者会出现心烦失眠，尿赤（肉眼血尿），尿频，腰酸腰痛，口苦的症状，并常见舌尖红，脉细数。此为心火亢盛，治宜清心泻火。

陈以平此方为导赤散加减。方中重用鲜生地或生地黄清热养阴，滋肾以使水火既济；黄柏、黄连、黄芩佐以荠菜花清三焦湿热，固陈以平认为此型虽然少见，但往往兼挟湿邪者较多，需延长治疗的时间。竹叶清热利湿；莲子心、生甘草梢清心火，交通心肾；蒲公英、马鞭草清热解毒；茜草、白茅根凉血止血。陈以平在临诊中发现，此型患者做B超检查时，常提示有"胡桃夹"症。

金仲达此方为用导赤散、栀子豉汤加味。在心火亢盛的同时有心火下移的症状，症见尿赤，血尿，口苦咽干，口舌糜烂，心烦失眠，舌尖红、苔薄黄，脉细数。此为心火下移，灼伤脉络所致。故治宜清心泻火，凉血止血。淡竹叶、栀子、淡豆豉清心火，除烦躁；茜草根、生地榆凉血止血；小通草利水通淋，使心火之热从小便而出；生地清热滋阴以治本。

大医之法五：滋阴清热方

搜索

(1) 陈以平验方

药物组成：黄柏、知母、生地黄、怀山药、山萸肉、女贞子、旱莲草、龟甲、鳖甲、黄精、阿胶、马鞭草、生蒲黄。

功效：滋阴清热。

主治：IgA肾病证属阴虚火旺型。

［卢巧珍．陈以平治疗IgA肾病的经验．中医文献杂志，2004，2：41］

(2) 黄文政验方

药物组成：金银花30g，连翘10g，石斛15g，沙参15g，生地25g，山药15g，山茱萸15g，茯苓10g，泽泻10g，牡丹皮10g，生地榆30g，孩儿茶3g，杜仲10g，砂仁6g。

功效:养阴益肾,清热凉血。

主治:IgA 肾病证属阴虚火盛型。

[张丽芬. 黄文政教授治疗 IgA 肾病的经验. 天津中医学院学报,2004,3:32]

(3)周全荣验方

药物组成:生地、熟地、山萸肉、知母、地骨皮、玄参各 10g,黄柏 6g,旱莲草、白茅根各 30g,女贞子 20g,赤芍 15g。

功效:滋阴补肾,清热凉血。

主治:IgA 肾病证属阴虚内热型。

加减:若心烦失眠,加酸枣仁 10g,夜交藤 30g;津伤口渴加天花粉 30g,石斛 15g;盗汗明显加浮小麦 30g,煅牡蛎 20g,糯稻根 15g;伴高血压加钩藤、鳖甲各 15g,石决明 20g;血尿较多加龟甲、藕节各 15g,仙鹤草、小蓟各 30g。

[杨杰. 周全荣治疗 IgA 肾病经验介绍. 浙江中医杂志,2004,7:284]

(4)金仲达验方

药物组成:知母、黄柏、茯苓、泽泻、丹皮各 10g,生地 15g,怀山药、女贞子、旱莲草各 30g。

功效:滋补肝肾,凉血止血。

主治:IgA 肾病证属肝肾阴虚型。

加减:口干咽燥者加玄参、麦冬、石斛;血尿者加仙鹤草、白茅根。

[张文军,安金龙,张雪峰. 金仲达治疗 IgA 肾病经验撷要. 山西中医,2010,5:7]

(5)张佩青验方

药物组成:生地黄 20g,黄芩 15g,赤芍药 20g,金银花 30g,连翘 30g,贯众 20g,紫苏 20g,白茅根 30g,小蓟 30g,藕节 20g,白花蛇舌草 30g,生地榆 20g,甘草 15g。

功效:滋阴清热解毒,凉血止血。

主治:IgA 肾病证属风热内蕴,热伤血络型。

[王丽彦,刘娜.张佩青治疗伴有扁桃体异常IgA肾病经验.上海中医药杂志,2007,42(6):11]

(6)戴希文验方

药物组成:知母、黄柏、生地、山药、茯苓、泽泻、丹皮、女贞子、旱莲草、生地榆、仙鹤草等。

功效:滋补肝肾,清热凉血止血。

主治:IgA肾病证属肝肾阴虚,湿热下注型。

[饶向荣,白雅雯.戴希文治疗IgA肾病的经验.北京中医药,2008,9:692]

(7)马居里验方

药物组成:知母、法半夏、生地、丹皮、柴胡各10g,黄柏12g,土茯苓、太子参各20g,黄芩8g,旱莲草、山药、地骨皮、黄精各15g。

功效:柔肝补肾,滋阴止血。

主治:IgA肾病证属肝肾阴虚型。

[李丽.马居里治疗IgA肾病血尿临床经验.山西中医,2009,9:5]

大医有话说

此证型常见于该病的慢性持续阶段,病程日久,精微物质大量的流失,造成真阴亏损,阴不制阳,虚火内燃,导致小便出血。又由于肾阴主一身之阴液,五脏六腑非此不能滋,真阴一亏,煽动相火,灼伤膀胱脉络,而导致小便出血。患者常见腰膝酸软无力,咽喉干痛不适,消瘦颧红,咽黯红,脉细数。常治宜滋阴补肾,凉血止血。

陈以平此方以知柏地黄汤加二至丸或猪苓汤加减。方中黄柏、知母、生地黄、怀山药、山萸肉、女贞子、旱莲草共奏清虚热,滋肾阴之功;龟甲、鳖甲、黄精、阿胶滋阴养血;佐以马鞭草清热解毒;生蒲黄活血止血。

黄文政此方针对辨证为肾阴不足,热毒内盛,本虚和标实都很明显的患者。黄文政认为IgA肾病的主要病机是阴虚火旺或邪热或湿热伤血络,或邪热耗津炼液而使瘀血内停,使血不常道,或瘀久化热,迫血妄行,而导致血溢脉外而尿血。以火热内盛为其主要矛盾,因此在临床治疗应首先清热凉血,或滋阴降火,以熄火宁络为原则。故方中以金银花、连翘清热解毒;石斛、沙参、生地养阴生津;杜仲、山药、山茱萸、茯苓、泽泻、牡丹皮补肾泄浊;生地榆凉血止血;砂仁化湿和胃;孩儿茶收湿敛疮,现代药理研究显示其具有保肝,帮助肝脏解毒的作用,在治疗本病使用免疫抑制剂时常会损伤肝脏的功能,在这里使用本药降低了免疫抑制剂的副作用。

周全荣认为患者若素体阴虚,又感受外邪,外邪入里与虚热同气相求,相互助长,使热邪炽盛,循经伤及肾络而致血尿。症见消瘦,腰酸腰痛,手足心热,面颧潮红,口干舌燥,尿检多呈持续镜下血尿。舌质红绛、少苔,脉细数。方中女贞子,墨旱莲,生地,熟地,山萸肉,知母,黄柏,地骨皮,玄参清热,养阴,滋肾,解毒;白茅根凉血止血,赤芍凉血活血,使止血而不留瘀。

金仲达此方为知柏地黄汤合二至丸加减,针对肾阴不足的同时见肝阴也虚的患者,症见头晕目眩,腰酸乏力,口干咽燥,五心烦热,耳鸣盗汗,镜下血尿不断,舌红、少苔,脉细略数。此为肾阴亏虚,相火妄动,灼伤脉络所致。全方滋阴补肾,清热凉血止血。

张佩青认为本虚标实是本病的主要病机。外邪入侵是本病反复发作、迁延不愈的重要诱因,而咽喉是外邪入侵犯肾的重要途径。《灵枢·经脉别论》云:"肾足少阴之脉,起于小指之下……其直者,从肾上贯肝膈,入肺中循喉咙夹舌本……是主肾所生病者,口热舌干,咽肿上气,嗌干及痛。"因此,肾阴虚,虚火循经上传可以引起扁桃体疾病,而扁桃体异常也可以循经下传影响及肾。其中肾阴虚挟风热蕴结证常见于迁延期感受外邪,临床表现除前述肾阴虚症状外,同时伴见咽红肿痛,咽干或灼热,舌质红、苔薄白,脉细数。方中,金银花、紫苏、连翘、白花蛇舌草清热解毒,疏散风热;张佩青认为清热解毒药应在感染控制后继续使用一段时间(7~10天),并逐渐减少剂量,并增加养阴益气健脾药。如此,则既可彻底清除余邪,又可扶助正气,增强抵抗力,减少再感染的发生机会,有利于巩固疗效。另方中以生地黄、黄芩清热养阴;贯众、白茅根、小蓟、生地榆凉血止血;藕节收敛止血,使止血效果更佳;赤芍凉血活血,防止众止血之品留瘀。

戴希文此方为其自拟的肾炎养阴方,由二至丸合知柏地黄丸加减。患者症见血尿或蛋白尿时轻时重,腰酸腰痛,五心烦热,口干咽燥,大便干结,舌红或暗红,苔少,脉细数或脉细弦数。辨证为在肝肾阴虚的同时存在湿热下注的症状。故方中以知母、黄柏清下焦湿热;生地、山药、茯苓、泽泻、丹皮、女贞子、旱莲草滋肾养阴,其中"三泻"茯苓、泽泻、丹皮加强泄浊之力;生地榆、仙鹤草凉血止血。戴希文在治疗此病时注重驱邪,他认为邪实病因在慢性IgA肾病的发病中起很大作用。因而对于湿热、热毒、瘀血应用清热、解毒、利湿及活血化瘀之法,从而达到使体内某些病理过程受到抑制、减少尿蛋白、保护肾功能的目的。

马居里此方为知柏地黄汤合小柴胡汤合二至丸加减。患者症见五心烦热,胸胁苦满,口苦,咽干,血尿,腰腿酸困,舌红、少苔,脉弦细。方中太子参益气以扶正;湿浊之邪为本病常见,故以知母、法半夏、丹皮、黄柏、黄芩清热燥湿;柴胡疏肝理气;土茯苓解毒止血;生地、旱莲草、山药、地骨皮、黄精清虚热,养阴津。方中用了柴胡一药,在疏理肝气的同时也疏理了全身气机,使邪气更易外出。

大医之法六:益气养阴方

搜索

(1)张琪验方

药物组成:黄芪 30～40g,党参 20g,麦冬 15～20g,玄参 15g,石莲子 20g,地骨皮 15g,车前子 15g,赤茯苓 15g,柴胡 15g,生地 20g,茅根 30g,小蓟 30g,滑石 15g,甘草 15g。

功效:益气养阴,清热止血。

主治:IgA 肾病证属气阴两虚,邪热伤营型。

[王立范,张玉梅. 张琪教授治疗 IgA 肾病经验. 中华现代中医学杂志,2002,2(2):133]

(2)刘宝厚验方

药物组成:黄芪 15g,太子参 15g,白花蛇舌草 30g,半枝莲 15g,女贞子 15g,旱莲草 15g,生地黄 15g,山药 15g,僵蚕 10g,蝉蜕 10g,白茅根 15g,益母草 15g,泽兰叶 15g。

功效:益气养阴,清热利湿。

主治:IgA 肾病证属气阴两虚兼湿热型。

［曹田梅．刘宝厚教授治疗 IgA 肾病经验．甘肃中医学院学报，2003,6:2］

(3)黄文政验方

药物组成:生黄芪 30g,太子参 10g,黄芩 10g,柴胡 10g,丹参 30g,山茱萸 12g,萹蓄 15g,白茅根 30g,小蓟 30g,蒲公英 15g,金银花 15g,女贞子 10g,旱莲草 15g,地锦草 30g,白花蛇舌草 30g。

功效:益气养阴,清利湿热。

主治:IgA 肾病证属气阴两虚,湿热未净型。

［张丽芬．黄文政教授治疗 IgA 肾病的经验．天津中医学院学报，2004,3:32］

(4)周全荣验方

药物组成:黄芪、太子参、怀山药、旱莲草各 30g,白术、怀牛膝各 15g,生地、熟地、当归各 10g,茯苓、女贞子各 20g,佛手 6g。

功效:健脾益气,滋肾养阴。

主治:IgA 肾病证属气阴两虚型。

加减:偏脾气虚改太子参为党参 15g,再加炒米仁 30g;偏肾阴虚加首乌、枸杞各 20g,山萸肉 10g,五味子 15g;蛋白尿日久不消,加金樱子、龙骨各 30g,莲肉 15g。

［杨杰．周全荣治疗 IgA 肾病经验介绍．浙江中医杂志,2004,7:284］

(5)王铁良验方

药物组成:党参、黄芪、生地、茯苓、丹皮、泽泻、山萸肉、山药、内金、石韦、半枝莲、鱼腥草、白花蛇舌草。

功效:益气养阴,利湿化瘀。

主治:IgA 肾病证属气阴两虚,湿瘀阻络型。

加减:伴咽干者加玄参、麦冬滋阴润喉;伴有手足心热者加地骨皮、龟甲以清虚热;伴血尿者加海螵蛸、生牡蛎、仙鹤草、生地榆、茜草等。

[孙瑞涛．王铁良教授治疗 IgA 肾病的临证经验浅析．中医药学刊,2005,2:230]

(6)李学铭验方

药物组成:大生地、山萸肉、生山药、茯苓、当归各 12g,丹皮、知母、生甘草各 10g,赤小豆 30g。

功效:滋养肝肾。

主治:IgA 肾病证属肝肾阴虚型。

加减:低热加地骨皮 12g,黄柏 10g;咽痛加桔梗 6g,藏青果 10g;头昏目眩加菊花、天麻各 10g;大便干结加麻仁、全瓜蒌各 12g;肺阴不足加北沙参 12g,麦冬 10g。

[何灵芝．李学铭治疗 IgA 肾病经验．浙江中医杂志,2005,5:330]

(7)聂莉芳验方

药物组成:生黄芪、太子参、生地、白芍、小蓟、金银花、栀子、三七粉等。

功效:益气养阴。

主治:IgA 肾病证属气阴两虚证型。

加减:如偏于阴虚者,轻者用太子参,重者用西洋参,生黄芪用10~15g,养阴药生地用 20~30g,加天冬、麦冬,或用参芪麦味地黄汤;偏气虚者,轻者用党参,重者用人参,黄芪用 30g,生地 10g;兼肝郁,如见胁胀、太息、易怒、脉弦等,可合丹栀逍遥散;兼阳亢见头晕、烦躁易怒者,加天麻、杭菊花等;兼热毒咽喉肿痛、舌质红者,加金银花、连翘等或合银翘散加减;兼湿热见口苦口黏、舌苔黄腻、脉滑,宜先去湿热,再用益气养阴,湿热甚者可合三仁汤或黄连温胆汤;兼瘀血见腰痛、夜间甚者,舌质暗或有瘀斑瘀点,加三七粉、蒲黄、丹参、泽兰、川牛膝等。

[余仁欢．聂莉芳教授治疗 IgA 肾病的经验．中国中西医结合肾病杂志,2007,1:4]

(8)马居里验方

药物组成:党参、土茯苓各 20g,黄芪 30g,生地、怀牛膝、枸杞子各 12g,山药、菟丝子、旱莲草、仙鹤草各 15g,丹皮、杜仲各 10g。

功效:益气养阴,补益肝肾。

主治:IgA 肾病证属气阴两虚型。

[李丽. 马居里治疗 IgA 肾病血尿临床经验. 山西中医,2009,9: 4]

(9)金仲达验方

药物组成:地骨皮 25g,黄芩、柴胡、大麦冬各 10g,碧玉散 15g,黄芪、黄精、白茅根、怀山药各 30g。

功效:益气养阴,佐以止血。

主治:IgA 肾病证属气阴两虚型。

加减:镜下血尿持续者加米仁根、蒲公英、石韦、益母草;气虚及阳,畏寒、腰膝清冷者加巴戟天、仙灵脾、肉苁蓉。

[张文军,安金龙,张雪峰. 金仲达治疗 IgA 肾病经验撷要. 山西中医,2010,5:7]

(10)余秉治验方

药物组成:黄芪、太子参、白术、茯苓、陈皮、山药、生地、玄参、薏苡仁、白扁豆。

功效:滋补肾阴,补益脾气。

主治:IgA 肾病证属气阴两虚型。

加减:纳差者,加焦山楂、炒二芽、鸡内金;热毒盛者,加野菊花、蒲公英、半边莲、半枝莲;咽喉疼痛者,加石斛、天花粉、玉竹;心烦失眠者,加当归、酸枣仁;尿血者,加女贞子、旱莲草、白茅根;腰酸痛者,加桑寄生、续断、杜仲、龟甲、山药、牛膝;手足欠温,舌淡苔白者,加桑葚子、杜仲、枸杞子、熟地;形寒肢冷,便稀溏或易泄泻者,加山萸肉、芡实、金樱子;瘀血停滞者,加丹参、川芎。

[王珍,冯婷婷. 余秉治治疗 IgA 肾病的临床经验. 湖北中医杂志,2010,32(6):32]

大医有话说

　　此病病程日久，耗气伤阴，阴虚不能制阳，虚火灼伤肾络，虚实夹杂。患者常见面色无华，少气乏力或易感冒，手足心热，口干咽燥或长期咽痛，咽部暗红，舌质偏红，少苔，脉细或弱。故治宜益气养阴以治本，兼以活血化瘀或清热利湿以治标。

　　张琪此方为益气养阴汤。患者症见血尿，腰酸气短，倦怠乏力，五心烦热，口干苔白，舌质红，脉细数或沉弱。为邪热伤营，血失统摄，溢于脉外，以致血尿顽固不止，故治宜益气阴清热止血。方用黄芪、党参补气为主，气为血之统，凡气虚失统之血尿，须用参芪益气以统血；生地黄、玄参、麦门冬清热滋阴；血尿日久多耗伤阴液，用生地、玄参、麦冬以清热滋阴，且生地黄更具有凉血止血之功；石莲子清热固涩；滑石、赤茯苓、车前子淡渗清利湿热；茅根、小蓟凉血止血。

　　刘宝厚本方治疗气阴两虚并明显兼有湿热的患者，为参芪地黄汤加减。方中黄芪、太子参益气；女贞子、旱莲草、生地黄、山药补肾滋阴；白花蛇舌草、半枝莲、僵蚕、蝉蜕清热解毒，疏风散热，为表证未消时使用；白茅根凉血止血；益母草、泽兰叶活血利水。

　　黄文政此方针对此病后期气阴两虚且有湿热未尽的患者。方中生黄芪、太子参、山茱萸、女贞子、旱莲草益气健脾补肾以扶正；黄芩、柴胡疏理三焦气机利湿邪以治标；蒲公英、金银花、地锦草、白花蛇舌草清热解毒；白茅根、小蓟凉血止血；丹参、萹蓄活血利水。

　　周全荣认为IgA肾病是属于本虚标实的病症，气虚、阴虚为其本，故治疗过程中滋阴益气乃为总则，并强调尤其要重视脾胃功能的保护。因脾胃病情反复发作，蛋白尿、血尿控制不佳，肾功能可能有一定程度的减退。患者症见疲乏倦怠，腰膝酸软，头晕耳鸣，口干咽燥，手足心热，尿检红细胞持续不消，常伴少量蛋白。舌质淡红、苔少，脉细弱。方中亦以黄芪、太子参健脾益气；怀山药、女贞子、旱莲草、白术、怀牛膝健脾养肾；生地、熟地养阴清热；当归、茯苓、佛手养血利水。

　　王铁良此方为参芪地黄汤加味，也针对在气阴两虚的同时伴有湿热的患者。方中党参、黄芪益气健脾；生地、茯苓、丹皮、泽泻、山萸肉、山药滋阴补肾；半枝莲、鱼腥草、白花蛇舌草清热解毒；石韦利尿通淋。

　　李学铭此方针对病位在肝肾，为六味地黄丸加减。患者症见腰腿酸软，乏力头晕，男子梦遗，女子月经不调，口干咽痛，大便易干结或伴烦热失眠。大生地、山萸肉、生山药、茯苓、丹皮、知母、生甘草清热养阴；赤小豆、当归养血活血。

聂莉芳此方为其经验方——益气滋肾汤。本方有黄芪、太子参、生地等益气养阴，顾护正气；同时有金银花、栀子清热解毒，标本兼顾，从而减少了IgA肾病的诱发因素；方中的黄芪、白芍等经现代药理研究证实有保护肝脏的作用；现代医学认为，IgA肾病血尿的产生机制可能与肾小球毛细血管基底膜的断裂有关，这与中医学的创伤性出血相近。方中的三七粉是中医治创伤出血的要药，能止血而散瘀。

马居里此方为参芪地黄汤合大补元煎合二至丸加减。患者症见气短乏力，自觉两颧或手足心发热，口燥咽干欲饮水，纳差，血尿或（和）蛋白尿时轻时重，平时以少量镜下血尿或（和）蛋白尿为主，稍劳或感冒后血尿或（和）蛋白尿加重，腰痛腿软，乏困倦怠，舌红，苔薄，脉弦细或沉细。方中党参、黄芪益气健脾；生地、杜仲、怀牛膝、枸杞子、山药、菟丝子、旱莲草补肝益肾；丹皮清热活血；仙鹤草收敛止血，两者相辅相成。

金仲达此方为清心莲子饮加减，方中黄芪、黄精、麦冬益气养阴生津；怀山药补肾健脾；地骨皮、黄芩、柴胡、碧玉散清热化湿；白茅根凉血止血。金仲达对于持续镜下血尿者，认为临床辨证属气阴两虚、络脉瘀阻证最为多见。往往由于急性发作期，苦寒清利剂投用太过，气虚不能摄血，阴虚热扰血络，正虚邪恋，致血尿持续难消。此时在清利止血之时，强调益气养阴，对于IgA肾病之肉眼血尿者，不能妄投收涩止血药物，应在益气养阴的基础上酌加化瘀止血之品，并自拟止血散：参三七、龙血竭、琥珀各30g，三者研粉，每次3g，每日2次，温开水送服，连续服用半月，疗效颇佳。

余秉治师认为本病慢性迁延期以气阴两虚多见，故采用滋补肾阴、补益脾气的主要治法。方中黄芪、太子参健脾益气；薏苡仁、白术、茯苓、陈皮健脾祛湿；白扁豆化湿和胃；山药、生地、玄参补肾养阴。余秉治认为慢性肾炎病在肾、治在脾，故强调调理后天脾胃的重要性。《素问》有："西方生燥，燥生金，金生辛，辛生肺，肺主皮毛，皮毛生肾"，肺与肾金水相生，又母子相依，肺脾同治，以后天充养先天。余师认为，"虚"是IgA肾病发生的根本原因和始动因子，邪从虚入，热毒客咽，湿热侵淫以引发此疾。故正气强弱是疾病发展和转化的关键，正气盛则外邪不能感，正气虚则外邪不能拒。"气主摄血"从而统领血液运营于血脉之中而不溢于络外，气虚则肾络失充，血失统摄而渗溢尿中。临床上，补气补虚可使络脉得以充养，不仅有助于恢复其统血、摄血之能，还有助于改变邪正双方的态势，促进病体的恢复，故每每将补气健脾法贯穿 IgA 肾病治疗的始终。

大医之法七：益气摄血方

搜索

(1)张琪验方

药物组成：生龙骨 20g，生牡蛎 20g，海螵蛸 20g，茜草 20g，阿胶 15g，山药 20g，生白芍 15g，焦栀 10g，丹皮 15g，知母 10g，黄柏 10g，白头翁 15g，甘草 15g。

功效：滋阴收敛止血。

主治：IgA 肾病证属阴虚兼夹内热瘀滞型。

[王立范,张玉梅.张琪教授治疗 IgA 肾病经验.中华现代中医学杂志,2002,2(2):133]

(2)陈以平验方

药物组成：黄芪、当归、白术、茯苓、山药、甘草、仙鹤草、大枣、生熟地、山萸肉、肉苁蓉。

功效：益气摄血。

主治：IgA 肾病证属气不摄血型。

加减：有心气不足者加用龙眼肉、远志等；若气虚及阳者加用仙灵脾、巴戟肉。

[卢巧珍.陈以平治疗 IgA 肾病的经验.中医文献杂志,2004,2:40]

(3)黄文政验方

药物组成：党参 15g，茯苓 10g，白术 10g，生地、熟地黄各 10g，山茱萸 12g，山药 12g，牡丹皮 10g，泽泻 10g，芡实 15g，砂仁 6g，炙甘草 6g。

功效：健脾益肾，固涩止血。

主治：IgA 肾病证属脾肾气虚型。

[张丽芬．黄文政教授治疗 IgA 肾病的经验．天津中医学院学报，2004，3：32]

(4)周全荣验方

药物组成：生黄芪、怀山药各 30g，白术 20g，党参、当归、阿胶（烊化）、血余炭各 10g，木香 6g。

功效：健脾养血，益气止血。

主治：IgA 肾病证属气虚失固型。

加减：若纳谷不消加炒谷麦芽各 15g，炒鸡内金 10g；血尿较多加金樱子30g，赤石脂 15g；尿蛋白较多加金樱子 30g，芡实 15g。

[杨杰．周全荣治疗 IgA 肾病经验介绍．浙江中医杂志，2004，7：284]

(5)王铁良验方

药物组成：党参、黄芪、白术、当归、茯苓、远志、酸枣仁、龙眼肉、木香、海螵蛸、生牡蛎、茜草、仙鹤草、棕榈炭。

功效：健脾益气，摄血止血。

主治：IgA 肾病证属脾失健运，气不统血型。

加减：如表现中气下陷者加柴胡、升麻以升举阳气。

[孙瑞涛．王铁良教授治疗 IgA 肾病的临证经验浅析．中医药学刊，2005，2：230]

(6)郑建民验方

药物组成：黄芪、党参（太子参）、白术、茯苓、当归、白芍、川芎、丹参、赤芍、仙鹤草、桑寄生、三七等。

功效：益气养血止血，化瘀通络。

主治：IgA 肾病证属阴虚内热，气血瘀滞型。

加减：腰酸痛加川断、杜仲、牛膝、制首乌、枸杞子；手足欠温，舌淡苔白者加淫羊藿、巴戟天、桂枝；形寒肢冷，便稀溏或易泄泻者加芡实、煨豆蔻、砂仁等。

［郑春燕,琚玮,黄牲.郑建民教授治疗 IgA 肾病经验.中医研究,2006,2:45］

(7)马居里验方

药物组成:白术、当归各 12g,酸枣仁、黄芪各 30g,土茯苓、党参各 20g,山药、菟丝子、旱莲草、桑螵蛸、远志、防风各 15g。

功效:健脾补肾,益气摄血。

主治:IgA 肾病证属脾肾气虚型。

［李丽.马居里治疗 IgA 肾病血尿临床经验.山西中医,2009,9:4］

(8)金仲达验方

药物组成:党参、炒白术、熟地各 15g,黄芪、茯苓、山药各 30g,山萸肉、丹皮、阿胶(烊化)各 10g,炮姜炭 5g。

功效:益气滋肾,补脾摄血。

主治:IgA 肾病证属脾肾气虚型。

加减:腰酸乏力者加杜仲、牛膝、巴戟肉;血尿者加仙鹤草、炒蒲黄。

［张文军,安金龙,张雪峰.金仲达治疗 IgA 肾病经验撷要.山西中医,2010,5:7］

大医有话说

IgA 肾病患者日久耗气伤阴,气不摄血,常见神疲无力,面色无华,镜下血尿不断,劳累后加剧,脉沉细,苔薄白,边有齿痕。故常治宜益气摄血。

张琪此方为加味理血汤,方用龙骨、牡蛎、茜草、海螵蛸治以固摄尿血,而又有化滞作用,山药、阿胶补血益阴,白芍酸寒敛阴,白头翁性寒凉而清肾脏之热,且味苦而涩有收敛作用,加牡丹皮、焦栀子、知母、黄柏以助其清热化瘀之力,全方补虚、育阴、固脱、清热化瘀,适用于 IgA 肾病血尿反复不愈,病程日久耗伤阴血,而又兼有瘀滞者。

陈以平此方为归脾汤加减,或无比山药丸、玉屑膏等加减。方中黄芪健脾益气;甘草、大枣补中益气;白术、茯苓健脾祛湿;当归养血活血;仙鹤草收敛止血;山药、生熟地、山萸肉、肉苁蓉补脾肾。

黄文政此方针对脾肾两虚,余邪未清的患者。方以四君子汤合六味地黄汤加减。方中党参、茯苓、芡实、砂仁、白术健脾益气祛湿;炙甘草益气补中;生地、熟地黄、山茱萸、山药、牡丹皮、泽泻滋阴清热泄浊。黄文政强调临床不能见血止血,当辨证平脉,阐明病原,在辨证求本的基础上略加几味有针对性的止血之药,往往能收到事半功倍之效。以此方为例,方中实则无一味专为止血的药,但全方辨证论治,针对脾气不足失固益气健脾,滋肾养阴,而血自止。

周全荣此方针对患者素体脾虚或思虑劳倦伤脾,脾失统血,血不循经,溢于脉外。症见面色萎黄,体倦乏力,食欲不振,气短声低,尿血日久或镜下血尿不断,伴蛋白尿,多在劳累后加重。舌质淡、边见齿痕、苔薄白,脉沉弱。方中生黄芪、怀山药、白术、党参健脾益气;当归、阿胶养血;血余炭止血;佐以木香行气化湿。

王铁良此方仍是针对脾失健运,气不统血的患者。同以归脾汤加减。王铁良指出,IgA肾病在临床中以血尿为主,可在血证辨证的基础上,辨病治疗。本病血尿不同于其他出血性疾病,不能妄投收涩止血之品,而应在止血同时活血化瘀。关于瘀血应辨其成因,有因实致瘀和因虚致瘀的不同。前者由邪热耗灼阴液,导致血液黏滞,或湿热阻滞气机,血行不畅均可致瘀;后者因虚致瘀,阴亏血少脉涩,气虚血行缓慢也可致瘀。因此,在选择用药上,常常凉血止血,收涩止血的同时又选用活血止血之品,如丹皮、茜草、赤芍等。故本方中党参、黄芪、白术健脾益气;当归养血活血;茯苓、远志、酸枣仁、龙眼肉养心安神;木香行气化湿;海螵蛸、生牡蛎固涩收敛;茜草凉血活血;仙鹤草、棕榈炭收敛止血。

郑建民此方辨证为正气虚弱复感外邪,热伤血络,溢于脉外,精微外泄而致血尿。故治宜益气养血止血,化瘀通络。方中黄芪、党参(或太子参)健脾益气;白术、茯苓健脾祛湿;当归、白芍、川芎、丹参、赤芍、三七、仙鹤草共奏养血止血之功,又活血通瘀;桑寄生补肾扶正。

马居里此方针对脾肾两虚,气不摄血的患者,症见神疲体倦,少气懒言,血尿颜色多淡或仅见镜下血尿,腰酸腿软困乏,腹胀便溏,舌淡胖可见齿痕、苔白厚,脉沉缓。方以补中益气汤合二至丸加减。方中黄芪、党参益气健脾;白术、山药、菟丝子、旱莲草、远志、酸枣仁补益脾肾,养心祛浊;当归、土茯苓养血止血;桑螵蛸固涩防脱;防风护卫固表;全方多选用平和之药,补脾固肾,内外兼顾,在扶正的基础上,再酌加利湿、化瘀之药。

金仲达此方同样针对患者脾肾气虚，方以参芪地黄汤加减。方中仍以党参、炒白术、黄芪益气健脾；熟地、茯苓、山药、山萸肉、丹皮养肾滋阴泄浊；阿胶养血止血；炮姜炭收敛止血。

大医之法八：益气活血方

搜索

(1)陈以平验方

药物组成：潞党参、生黄芪、炒当归、熟地、川芎、桃仁、红花、干地龙、青陈皮、生蒲黄、参三七、琥珀、益母草、紫丹参。

功效：益气活血。

主治：IgA肾病证属气滞血瘀型。

[卢巧珍．陈以平治疗IgA肾病的经验．中医文献杂志，2004，2：40]

(2)丁樱验方

药物组成：黄芪20g，太子参15g，当归12g，赤芍12g，牡丹皮10g，丹参15g，益母草12g，茜草10g，墨旱莲15g，女贞子10g，金银花20g，黄芩10g，连翘10g，甘草6g。

功效：滋补肾阴，益气凉血活血。

主治：IgA肾病证属气阴两虚型。

[白玉华，黄芳．丁樱教授治疗IgA肾病经验．中医研究，2009，3：58]

(3)金仲达验方

药物组成：党参、赤芍、怀牛膝、白芍、丹参各15g，葛根、川芎、炙黄芪30g，桃仁、红花、当归、三棱、莪术各10g。

功效：活血祛瘀，理气止血。

主治：IgA肾病证属气滞血瘀型。

加减：腰部刺痛者加刘寄奴、苏木、泽兰；血尿不断者加茜草根、炒蒲黄、米仁根；蛋白尿增多者加鬼箭羽、石韦、金樱子、菟丝子。

[张文军,安金龙,张雪峰.金仲达治疗IgA肾病经验撷要.山西中医,2010,5:7]

大医有话说

　　患者病程日久,腰部刺痛,面色黧黑,血尿不断,舌边瘀紫,脉细涩,此为气滞血瘀的表现,但IgA肾病多为本虚标实之证,少为单纯实证,故针对气血而致血瘀,治宜益气活血化瘀。

　　陈以平此方以桃红四物汤为基本方,行气活血化瘀,加参、芪益气活血;方中炒当归、熟地、川芎、桃仁、红花行气活血;干地龙活血通络;青陈皮行气通络;生蒲黄、参三七、琥珀、益母草、紫丹参养血活血。

　　丁樱此方辨证以气阴两虚为主。方中黄芪、太子参益气;当归、赤芍、牡丹皮、丹参、益母草养血活血;茜草凉血止血,防活血太过;墨旱莲、女贞子补肾养阴;金银花、黄芩、连翘清热解毒以治标。

第 3 章 听名中医为你解读肾病综合征

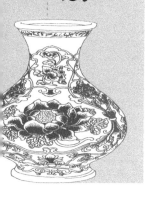

肾病综合征(nephrotic syndrome，NS)简称肾综，是指由多种病因引起的，以肾小球基底膜通透性增加伴肾小球滤过率降低等肾小球病变为主的一组综合征。肾病综合征不是一种独立性疾病，而是肾小球疾病中的一组症候群，其典型临床表现为：大量蛋白尿、低白蛋白血症、高度水肿、高脂血症。大量蛋白尿是肾小球疾病的特征性临床表现，低蛋白血症、高脂血症和水肿都是大量蛋白尿的后果。肾病综合征根据其临床表现多归属于中医"水肿"范畴。

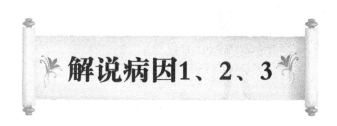

本病的发生是内外之因合而为病,外因有风、湿、热、毒等病因,内因为饮食不节,劳倦纵欲等因素。外因通过内因起作用,导致肺、脾、肾及三焦功能失调或受损。病变过程中,以肺、脾、肾三脏功能失调为主,致气血阴阳不足,为肾病综合征之本,水湿、湿热、瘀血为标。

1. 肺失宣肃

不能布水散精。

2. 脾失健运

不能转输敛精。

3. 肾失开阖

清浊不分。

4. 三焦不能气化

水道不畅,以致水液潴留,溢于肌肤,发为水肿(见图 3-1)。

中医治病,先要辨证

1. 风热犯肺

临床表现为一身悉肿,面目尤甚,或伴有恶寒发热,头痛身痛,咳嗽,咽

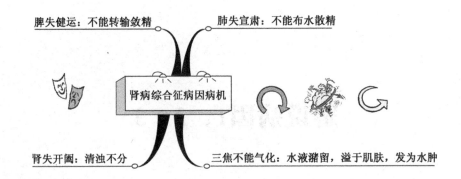

脾失健运：不能转输敛精　　　　　肺失宣肃：不能布水散精

肾病综合征病因病机

肾失开阖：清浊不分　　　　三焦不能气化：水液潴留，溢于肌肤，发为水肿

图 3-1　肾病综合征的病因病机

痛，小便不利，舌红苔黄，脉浮数。治宜宣肺利水。方以越婢汤合麻黄连翘赤小豆汤加减。

2. 脾肾阳虚

临床表现为面色㿠白，形寒肢冷，遍身悉肿，按之没指，甚者可伴有胸腹水，乃至胸闷气急，小便短少，大便溏薄，舌淡体胖，苔薄或腻，脉沉细。治宜温阳利水。方以真武汤合五苓散。

3. 瘀阻水停

临床表现为面浮肢肿，迁延日久，皮肤甲错，或现红丝赤缕，瘀点瘀斑，或腰痛尿赤，舌淡或红，舌边有瘀点，舌下筋系瘀紫，苔薄黄或腻，脉细涩。治宜活血利水。方以当归芍药散加味。

4. 肝肾阴虚

临床表现为浮肿不甚，但口干咽部疼痛，头目昏眩，腰酸尿赤，手足心热，舌红，脉细弦数。治宜滋补肝肾，清化水湿。方以杞菊地黄丸合二至丸加减。

5. 气阴两虚

临床表现为全身浮肿，下肢尤甚，伴神疲气短，腹胀，纳差，手足心热，口咽干燥，腰酸腰痛，头晕头痛，舌质淡红有齿痕，苔薄，脉沉细或弦细。治宜益气养阴。方以参芪地黄汤加味。

6. 气滞水停

临床表现为全身浮肿较重反复发作,腹胀明显,胸闷气短,恶心呕吐,尿少,尿黄,舌红苔薄黄,脉弦滑。治宜行气利水。方以鸡鸣散加减。

7. 湿热壅滞

临床表现为全身浮肿,面红气粗,口苦口黏,口干不欲饮,或痤疮感染,或继发疮疖,小便短涩,大便不畅,舌尖边红,苔薄黄腻,脉滑数或弦数。治宜分利湿热。方以疏凿饮子加减(见图 3-2)。

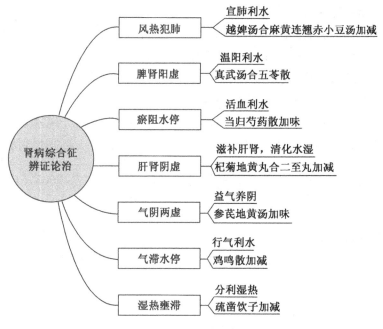

图 3-2　肾病综合征的辨证论治

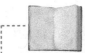

肾病综合征的大医之法

大医之法一:宣肺利尿方

搜索

(1)杨霓芝验方

药物组成:麻黄 9g,生石膏 30g(先煎),白术 12g,浮萍 15g,泽泻 18g,茯苓 15g,石韦 15g,生姜皮 10g,桃仁 10g,红花 5g。

功效:疏风清热、宣肺行水,兼以活血。

主治:肾病综合征证属风水相搏型。

加减:偏于风热者,加板蓝根 18g,桔梗 12g 疏解风热;偏于风寒者,加紫苏 12g,桂枝 9g 发散风寒;水肿明显者,加白茅根 15g,车前子 15g,加强利水消肿。

[杨倩春. 杨霓芝治疗肾病综合征经验. 中医杂志,2003,5(44): 335]

(2)何世东验方

药物组成:麻黄、连翘、赤小豆、枇杷叶、淡豆豉、栀子、北杏、薏苡仁、银花、甘草、法半夏、滑石。

功效:宣肺利尿,兼清热利咽。

主治:肾病综合征证属风邪外袭型。

[宁为民,詹利霞. 何世东治疗顽固性原发性肾病综合征经验. 疑难病杂志,2003,10(2):309]

(3)黄春林验方

药物组成:生石膏 30g(先煎),白术 12g,生姜皮 10g,麻黄 9g,大枣 5 枚,浮萍、茯苓各 15g,石韦、泽泻各 18g。

功效:疏风清热,宣肺行水。

主治:肾病综合征证属风水相搏型。

［刘旭生．黄春林教授治疗肾病综合征经验．陕西中医，2003，24（4）：342］

大医有话说

由于脾肾亏虚，卫外不固，故肾病综合征病程中常易受到风邪侵袭，而出现感冒、咽炎、扁桃体炎、鼻炎、皮肤感染，肺或尿路感染等多种合并症。风邪袭表，或从口鼻而入，或从皮毛而入，内合于肺，肺失宣降，水道不通，可进一步导致肺、脾、肾功能的失调，从而使病情加重或复发，临床常见水肿复发或加重，尿蛋白增多。故风邪侵袭是诱发本病反复发作和病情加重的重要因素。以上三方针对病程在此阶段的特点，均以疏风清热为基本治疗思想，并佐以利水或活血。

杨霓芝此方以越婢加术汤合桃红四物汤加减，症见起始眼睑浮肿，继则四肢、全身亦肿，皮色光泽，按之凹陷，易复发，伴有发热、咽痛、咳嗽等症，舌暗红、苔薄白，脉浮。可见辨证以外感之证初起，且寒热不显。越婢加术汤主治皮水，一身面目悉肿，而桃红四物汤实则只取用了其中的桃仁、红花两味主药，力主活血化瘀。此时用活血之法特为针对肾病综合征的血尿的症状而设。

何世东此方以枇杷叶煎合五皮饮或银翘散合麻黄连翘赤小豆汤加减。症见水肿因外感而加重或复发，恶风发热、鼻塞流涕、咳嗽或咽痛、痰黄、尿黄短，舌淡红，脉浮。故此方辨证以风热外袭为主。方中麻黄宣肺利水；连翘、豆豉、银花疏散风热；枇杷叶清肺止咳，降逆止呕；北杏、薏苡仁、滑石颇有清利湿热，宣畅气机的三仁汤之意，杏仁苦辛，宣利上焦肺气，生薏仁甘淡，渗利下焦湿热，滑石甘寒淡渗，利湿清热。全方针对外感及水肿的症状宣肺利水，淡渗利湿。

黄春林此方以越婢加术汤加减，主证为：起始眼睑浮肿，继则四肢浮肿、全身浮肿，皮肤光泽，按之凹陷，易复发，伴有发热，咽痛咳嗽等症，舌苔薄白，脉浮或数。《金匮要略方义》中评价越婢加术汤方义时说："白术乃脾家正药，健脾化湿是其专长，与麻黄相伍，能外散内利，祛一身皮里之水。本方治证，乃脾气素虚，湿从内生复感外风，风水相搏，发为水肿之病。方以越婢汤发散其表，白术治其里，使风邪从皮毛而散，水湿从小便而利。二者配合，表里双解，表和里通，诸症得除。"

大医之法二:清热化湿方

搜索

(1)曹恩泽验方

药物组成:黄柏、知母、金银花、紫花地丁、野菊花、连翘、丹皮、生地、山药、山茱萸、六月雪、泽泻、茯苓、白茅根、赤芍、丹参、益母草等。

功效:清热解毒,益肾利湿。

主治:肾病综合征糖皮质激素首始剂量阶段,证属热毒炽盛,邪湿内蕴型。

[胡顺金．曹恩泽治疗肾病综合征的经验．安徽中医临床杂志,2003,4(15):84]

(2)卢君健验方

药物组成:蒲公英、荠菜花、白花蛇舌草、遍地香、见肿消、苡仁根、白茅根、竹节草、蚕豆花,或用五味消毒饮、清瘟败毒饮加减。

功效:清热解毒利湿。

主治:肾病综合征证属湿热内蕴型。

[张玲．卢君健教授对肾病综合征的辨治经验．中国中西医结合肾病杂志,2003,5(4):254]

(3)杨霓芝验方

药物组成:泽泻 15g,茯苓皮 18g,大腹皮 12g,秦艽 12g,车前草 15g,石韦 15g,白花蛇舌草 15g,蒲公英 15g,桃仁 10g,红花 5g,当归 10g,炙甘草 10g。

功效:清热利湿,活血消肿。

主治:肾病综合征证属湿热内蕴型。

加减:伴血尿者,可加白茅根等以清热利湿,凉血止血。

[杨倩春．杨霓芝治疗肾病综合征经验．中医杂志,2003,5(44):335]

(4)黄春林验方

药物组成:泽泻、云苓皮、车前草、白花蛇舌草各 30g,石韦 25g,大腹皮、秦艽各 12g,蒲公英 20g,苦参 10g,甘草 6g。

功效:清热利湿,利水消肿。

主治:肾病综合征证属湿热内蕴型。

加减:若伴有血尿者,可加白茅根 25g,茜草、大小蓟各 15g。

> [刘旭生.黄春林教授治疗肾病综合征经验.陕西中医,2003,24
> (4):342]

(5)张镜人验方

药物组成:川草薢 15g,瞿麦 15g,薏苡仁 30g,玉米须 10g,泽泻 12g,陈皮 9g,陈葫芦 30g,瘪竹(枯死的幼竹)15g,猪苓 9g,汉防己 9g,白茅根 30g。

功效:清热利湿解毒。

主治:肾病综合征证属湿热壅滞,决渎不利型。

加减:咽痛者,加野荞麦根 30g,挂金灯 15g;痤疮,皮肤痈、疖者,加连翘10g,金银花 10g;大便秘结者,加全瓜蒌 30g(打),望江南 15g;湿盛口腻者,加佩兰梗 10g。

> [张亚声,翁雪松,陆瑛瑛.张镜人教授治疗肾病综合征的经验.中
> 西医结合学报,2004,11(2):425]

(6)乔成林验方

药物组成:藿香、佩兰、黄芩、栀子、茯苓、泽泻、蒲公英、紫花地丁、野菊花、白茅根。

功效:清热利湿解毒。

主治:肾病综合征证属湿热内蕴型。

加减:热重加生大黄、黄柏、板蓝根;湿重则加赤小豆、冬瓜仁等。

> [杨成志,杨文利.乔成林教授治疗难治性肾病综合征经验.天津
> 中医药,2005,8(22):278]

(7)史伟验方

药物组成:

上焦湿热:藿香 12g,香薷 10g,苏叶 12g,前胡 10g,白芷 10g,佩兰 10g,

大腹皮 15g,杏仁 10g,茯苓 12g,陈皮 6g,玉米须 30g。

功效:轻扬宣肺,芳化湿浊。

中焦湿热:制半夏 10g,苍术 10g,茯苓 12g,草果 6g,陈皮 8g,厚朴 8g,大腹皮 12g,黄芩 10g,川连 6g,杏仁 10g,竹茹 15g,枳实 10g。

功效:运脾化湿,辛开苦降。

下焦湿热:熟附子 10g,草果 8g,茯苓 15g,泽泻 12g,熟大黄 10g,薏苡仁 30g,白术 12g,桂枝 6g,白芍 12g,生姜 6g。

功效:清热利湿解毒。

主治:肾病综合征证属三焦湿热型。

> [肖敬.史伟教授从湿热蜜治难治性肾病综合征的经验.四川中医,2007,11:3~4]

(8)邓跃毅验方

药物组成:党参、丹参、苍术、白术、米仁、猪苓、茯苓、山药、黄芪、当归、蛇舌草、忍冬藤、僵蚕、皂角刺、紫地丁、葛根、川芎。

功效:清热化湿,健脾活血。

主治:肾病综合征证属脾虚湿热型。

加减:热象明显的可加用生地、龟甲;如舌胖齿印明显的可加制首乌、菟丝子;有肾功能减退者,可加用黄精、仙灵脾、巴戟等。

> [王晓红.邓跃毅教授治疗难治性肾病综合征经验介绍.陕西中医,2007,10:1367]

(9)刘宝厚验方

药物组成:

上焦湿热:白花蛇舌草 30g,半枝莲 30g,青风藤 15g,僵蚕 10g,龙葵 10g,石韦 30g,茜草根 15g,地锦草 30g,紫珠草 30g,桔梗 10g,生甘草 6g。有蛋白尿加益肾Ⅰ号胶囊(水蛭、地龙研为极细末,装入胶囊,辐照灭菌,每粒 0.3g,每次 6 粒,每天 3 次,口服),有血尿加益肾Ⅱ号胶囊(三七、琥珀各等分,研为极细末,装入胶囊,辐照灭菌,每粒 0.3g,每次 6 粒,每日 3 次,口服)。

功效:疏风清热,解表化湿。

中焦湿热:藿香 10g,半夏 10g,茯苓 15g,生薏苡仁 15g,杏仁 10g,白豆蔻 6g,猪苓 15g,泽泻 15g,厚朴 10g,淡豆豉 10g。

功效:化湿清热,宽中行气。

下焦湿热:忍冬藤 30g,石韦 30g,土茯苓 20g,萹蓄 20g,瞿麦 20g,地榆 20g,茜草根 15g,当归 10g,藕节 15g,栀子 10g,甘草 6g。

功效:清热利湿,凉血止血。

主治:肾病综合征证属湿热内蕴型。

[李永新,薛国忠.学习刘宝厚教授"湿热不除,蛋白难消"经验的体会.中医研究,2010,6(23):39～40]

大医有话说

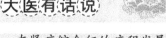

在肾病综合征的病程发展过程中,湿热内盛的成因是多方面的,主要有以下几点:①与患者自身的体质有关,如素体阴虚,阴虚内热,当水湿形成之后与湿相合,即成湿热之证;②病程较长,治疗困难的患者,湿郁日久,湿从热化,湿热内结;③长期使用激素、雷公藤制剂、抗生素等,均有助湿化热之弊;④阳气虚证过服温补之剂,使邪火妄动,与湿邪相结;⑤病变过程中,热毒侵袭,与湿邪相搏,而成湿热之候;⑥脏腑功能紊乱,体内毒素排出不畅,留滞于内,与湿相合,湿热蕴结下焦,气化不利,则使水湿更甚。这些影响和变化,均可致加重本病的湿热邪毒,使病变迁延。由于在此病中众多因素均可导致湿热内蕴,故众多医家针对此证予以了足够的重视,并结合本病的激素使用的阶段性以三焦辨证的区别予以不同的治法。

曹恩泽此方主要针对糖皮质激素首始剂量阶段,以清热解毒为主,辅以益肾利湿法,重在减轻副作用,缩短获得疗效的时间,提高缓解率。由于泼尼松为阳刚之品,大剂量使用势必生热,邪热伤肾,加之发病时即存在水湿潴留,进而生热助湿,而致热毒炽盛、邪湿内蕴之证,症状除肢体浮肿外,还可见咽干咽痛,面色红赤,心烦失眠,口苦口黏,口干口渴,不欲多饮,舌红,苔黄腻,脉滑数。方中黄柏、知母降火;金银花、菊花、紫花地丁清热解毒散结;茯苓、山药健脾益气;泽泻利水渗湿;丹参、赤芍、丹皮清热凉血,诸药共奏清热解毒,益肾利湿之功。

卢君健此方主要针对肾病综合征的兼证湿热而设,由激素和免疫抑制剂治疗时继发的感染所致,症见伴发热、口苦、口黏、胸闷纳差、舌红苔黄腻、脉滑数。方中用药均具有清热解毒利湿之功。其中遍地香即为雷公根,可清热除湿,解毒利尿;见肿消即为商陆,具有通二便,泻水散结的作用;竹节草即为瞿麦,可利尿通淋;蚕豆花则具有凉血止血的功效。

　　杨霓芝此方为疏凿饮子合桃红四物汤加减。症见浮肿明显，肌肤绷紧，腹大胀满，胸闷烦热，口苦，口干，大便干结，小便短赤，舌暗红、苔黄腻，脉滑数。方中选用了疏凿饮子的泽泻、茯苓皮、大腹皮和秦艽，桃红四物汤中的桃仁、红花和当归，意取两方之利水消肿及养血活血之意。另入清热利湿之车前草、石韦，以及清热解毒的白花蛇舌草和蒲公英，以达到较好的清热解毒，活血消肿之效。

　　黄春林此方亦为疏凿饮子加减。症见浮肿明显，肌肤绷急，腹大胀满，胸闷烦热，口苦，口干，大便干结或便溏灼肛，小便短黄，舌红、苔黄腻，脉象滑数。与上方异曲同工之处在于，此方也仅应用了疏凿饮子中的泽泻、茯苓皮、大腹皮和秦艽四味药，独取其利水消肿之意，并也在方中加入了清热解毒的白花蛇舌草和蒲公英，清热利湿之车前草和石韦。此外，本方中还用了清热燥湿的苦参，以加强全方的功效。

　　张镜人此方适用于症见全身浮肿，口苦口黏，口干不欲饮，咽痛，或痤疮感染，或皮肤继发疖肿，小便短涩，大便不畅，苔黄腻或薄黄，舌尖边红，脉弦数。常见于疾病初期，以全身水肿，口苦口腻，舌苔黄腻为辨证要点。虽说为萆薢分清饮加减，实则只用了其中的君药萆薢，其具有利湿祛浊，祛风通痹之功。方中的瞿麦、薏苡仁、玉米须、泽泻、猪苓及防己共用，具有清热利湿消肿的功效；陈葫芦别名抽巴葫芦，性平味甘，功效利水消肿；瘪竹即仙人杖，为禾本科植物淡竹及苦竹等枯死的幼竹茎秆，《岭南采药录》中指出其具有："治肌肤水肿"的功效。白茅根则凉血止血，清热解毒。

　　乔成林此方为治疗湿热证的基本方，用在激素的首始诱导缓解阶段、大剂量长时间服用激素时，症见患者面部及腰以下水肿，身热不扬，口干便结，舌质红绛，舌苔黄厚腻，脉弦或滑数。方中藿香和佩兰芳香化湿，黄芩、栀子、蒲公英、紫花地丁、野菊花及白茅根清热解毒，茯苓和泽泻淡渗利湿。

　　史伟认为，湿热证往往容易造成上、中、下三焦同时出现症状，而成为以脾胃为中心，弥漫全身的病变，故治疗时应三焦分治。吴鞠通在《温病条辨》中说："治上焦如羽，非轻不举。治中焦如衡，非平不安。"故湿热邪气在上焦肺，选用辛香芳化、轻扬宣透之品，因势利导，宣发肺气，疏通肌腠，使腠理通达，微有汗出，湿邪可从汗而解，湿祛则热也随之而散。故上焦此方为藿香正气散化裁，具有解表和中，理气化湿的功效，藿香、佩兰、香薷理气和中，辟恶止呕，兼治表里；苏、芷、前胡散寒利膈，以发表邪；大腹皮利水消肿；杏仁、陈皮理气除痰，茯苓、玉米须益脾去湿。湿热邪气羁留中焦时间最长，病变中心在脾胃,可使脾胃运化功能障碍,气机升降失常,因人的体质有异,可有湿重于热或热重于湿等不同表现。临床常见身肿反复不消,小便不利,身体重楚,胸脘痞闷,恶心欲吐,不思饮食,大便溏烂不爽,舌苔黄腻,脉濡数等。故应选用辛温药和苦降药配伍,辛开苦降,燥化湿邪,调理脾胃,使之升降平衡,痼湿得开。中焦之方为黄连温胆汤化裁,方中黄芩、黄连、竹茹、草果、苍术共奏清热燥湿、辛开苦降之功;厚朴、枳实、陈皮、杏仁及半夏理气健脾化痰;茯苓、大腹皮利湿消肿。下焦湿热除表现为湿浊证外,还有阳气受损的临床症状:小便不利,溲混浊而量少,肢体浮肿,腰痛,舌苔腻;同时还可伴有胸脘痞闷、恶心欲吐、不思饮食等中焦湿胜的症状。下焦此方为苓桂术甘汤合真武汤化裁,附子、桂枝通阳化气,阳气得通,湿浊等阴邪方可得散,则热自然得清;茯苓、泽泻、薏苡仁淡渗利湿;草果燥湿除寒;另外适当酌加辛开肺气之生姜,因肺为水之上源,上源闭塞,则下流不行。

邓跃毅此方为肾穿结果诊断为膜性肾病,不用免疫抑制治疗,单纯应用中药治疗时,辨证为脾虚湿热证的患者,且症见舌红苔黄腻。方中党参、黄芪、白术、山药健脾益气;苍术、薏苡仁、茯苓、猪苓化湿消肿,佐以川芎"气行则水行";丹参、当归、皂角刺养血活血;蛇舌草、忍冬藤、紫花地丁清热解毒;佐以葛根解表退热。

刘宝厚与史伟的观点相似,认为清除湿热应分三焦论治。并指出"湿热不除,蛋白难消",以此强调清除湿热的重要性。上焦湿热患者症见:咽喉红肿疼痛,或咳嗽,咳痰不利,或皮肤疖肿,腰酸痛,尿血,舌红苔黄,脉数。方中白花蛇舌草清热解毒;青风藤、龙葵、地锦草与半枝莲即可清热解毒,又可利水消肿,其中半枝莲和地锦草又可化瘀;僵蚕疏风;石韦、茜草根、紫珠草止血;桔梗宣肺、祛痰、利咽。中焦湿热症见:脘闷纳差,胁痛,倦怠,口苦口干不欲饮,小便黄赤,大便不爽或溏,舌红,苔黄腻,脉数。方中藿香芳香化湿;茯苓、猪苓、泽泻淡渗利湿;半夏、薏苡仁、蔻仁、淡豆豉健脾化湿;厚朴宽中行气,以利水湿;杏仁下气开痹。下焦湿热患者症见:小便黄赤灼热,尿色鲜红,腰痛,舌红,苔黄腻,脉滑数。方中忍冬藤、萹蓄、瞿麦、藕节、栀子共奏清热利湿之功;土茯苓解毒除湿;石韦、茜草、地榆凉血止血;当归养血活血,使止血而不留弊。

大医之法三：活血祛瘀方

搜索

(1)叶任高验方

药物组成：川芎、桃仁、红花、地龙、全虫、益母草、泽兰、大黄等。

功效：活血化瘀。

主治：肾病综合征瘀血为标的患者。

[闵存云．叶任高教授治疗肾病综合征的临床经验．中国中西医结合肾病杂志,2002,7(3):379]

(2)卢君健验方

药物组成：仙灵脾、黄芪、生甘草、紫珠草、车前草、参三七、生蒲黄、黄芩、鹿衔草、厚朴等。

功效：调理脾肾以补虚，清热化瘀以逐邪，佐以活血化瘀。

主治：肾病综合征的血尿患者。

加减：如有阴虚尿血久治不愈者，可用刘寄奴、生地、当归、琥珀、黑豆豉等治之。

[张玲．卢君健教授对肾病综合征的辨治经验．中国中西医结合肾病杂志,2003,5(4):254]

(3)杨霓芝验方

药物组成：桑白皮 15g，陈皮 10g，茯苓皮 18g，生姜皮 10g，白术 15g，泽泻 15g，猪苓 18g，桂枝 6g，益母草 15g，桃仁 10g，红花 5g，当归 12g。

功效：健脾化湿，通阳利水，活血化瘀。

主治：肾病综合征证属水湿浸渍型。

[杨倩春．杨霓芝治疗肾病综合征经验．中医杂志,2003,5(44):335]

(4)黄春林验方

药物组成：桃仁、当归各 12g，红花 8g，川芎 10g，赤芍、王不留行、泽兰各

15g,丹参、益母草各 20g。

功效:活血祛瘀,利水消肿。

主治:肾病综合征证属湿瘀阻滞型。

> [刘旭生.黄春林教授治疗肾病综合征经验.陕西中医,2003,24
> (4):342]

(5)潘月丽验方

药物组成:黄连、黄芩、黄柏、栀子、桃仁、红花、当归、生地、赤芍、川芎、柴胡、三七、炙甘草等。

功效:清热解毒,活血化瘀。

主治:难治性肾病综合征。

> [周玲娟,袭雷鸣,徐建涛.潘月丽教授治疗儿童难治性肾病综合征
> 经验简介.国医论坛,2008,9(23):12]

(6)杨学信验方

药物组成:金银花、板蓝根、黄芪、太子参、白术、山药、薏苡仁、芡实、金樱子、熟地黄、山茱萸、桑寄生、柴胡、升麻、丹参、红花、焦山楂。

功效:解毒固肾活血。

主治:肾病综合征证属本虚标实型。

加减:若水肿明显,加茯苓、泽泻、车前子;血尿加白茅根、石韦、三七;恶心呕吐明显加黄连、紫苏叶;阳虚明显加附子、肉桂、鹿角霜、补骨脂;阴虚加知母、黄柏。

> [李志明,朱思敏.杨学信治疗肾病综合征的经验.河北中医,
> 2009,7(31):967]

大医有话说

在肾病综合征病程中,湿邪郁久,阻滞脉道,影响气机,则可发展为瘀血。《内经》曰:"脉络水溢,则有留血",阐明了水病及血的机制。究瘀血形成之因:①该病病程较久,多有正气亏虚之象,脾气不足则统摄无权,致血溢脉外,发为瘀血;阳虚则失于温化,血液凝固则血稠;气虚推动无力,血行不畅,停而为瘀,即正虚生瘀。②该病系水湿为患,湿邪久蕴,下焦不通,闭滞

脉络，积而成瘀。③该病郁久化热，热毒内结，损伤阴络，血溢于外而成瘀血。④外邪侵袭，与体内固邪相合，引起机体升降失常，清浊相干，加重瘀血。

叶任高此方为其独创活血化瘀方，方中桃仁、红花活血化瘀；地龙、全虫通络散结；川芎行气，"气行则血行"；大黄破瘀散结；益母草、泽兰既能活血化瘀，又能利水消肿。

卢君健此方专为治疗肾病综合征血尿而设。卢君健认为血尿之因不外以虚、热、瘀、虚为本，热为条件，瘀为血尿之结果，故治法应调理脾肾以补虚，清热化瘀以逐邪，佐以活血化瘀。方中仙灵脾、黄芪健脾养肾；黄芩清热；车前草清热利尿；紫珠草、参三七散瘀止血；生蒲黄既能活血化瘀，又能凉血止血；鹿衔草补虚止血；佐以厚朴行气，以利血行。

杨霓芝此方为针对脾虚阳虚而导致的"水不利则为水"；患者症见下肢先肿，逐渐四肢浮肿，下肢为甚，按之没指，不易随复。伴有胸闷腹胀，身重困倦，纳少泛恶，小便短少，舌暗红、苔白腻，脉濡。此方为五皮饮合桃红四物汤加减，方中取用五皮饮中陈皮、茯苓皮、桑白皮、生姜皮四味药，行气化湿，利水消肿；桃红四物汤中取用君药桃仁、红花、当归，活血养血；另加入白术健脾燥湿，泽泻淡渗利湿，猪苓、益母草清热利湿，共加强利水消肿之功；佐以桂枝温阳气化水湿，使因阳虚而致的水湿从阳而化。

黄春林此方仍为桃红四物汤加减。患者症见颜面或四肢浮肿，面色黧黑晦暗，腰痛固定或刺痛，肌肤甲错或肢体麻木，或尿纤维蛋白降解产物升高，或全血黏度、血浆黏度升高，舌色紫暗或有瘀点、瘀斑、苔腻，脉象细涩。方中桃仁、红花、当归、赤芍、丹参养血活血；泽兰、益母草利水消肿；川芎行气；王不留行既能活血化瘀又能利尿通淋。

潘月丽此方针对小儿难治型肾病综合征患者证属热瘀互结型。症见患儿常有面背痤疮，口唇红赤，多汗以头面部为甚，咽红，手足心热，烦躁易怒，胸闷胀满，不思饮食，大便秘结，小便时热或黄赤，舌苔黄厚或黄腻，舌面瘀点或瘀斑，脉有力或指纹紫滞等症。方中黄连泻火解毒，桃仁活血祛瘀，二者共为君药。小儿肾病的发生与感受风邪、水湿、疮毒之邪有关，因其为纯阳之体，感邪之后，易从热化，热郁成毒，毒热互结，灼伤津液，损伤气血，致使气机不利，血行不畅，水液代谢受阻而发为水肿。所以临床以热、毒、瘀见症为多。因此，以黄连、桃仁清热解毒、活血祛瘀为主药。黄芩、黄柏均为清热燥湿、泻火解毒之品，黄芩善清中上焦湿热，黄柏长于清下焦湿热；红花活血祛瘀,通利经脉;当归为补血圣药,因其性辛行温通,又为活血行血之品,与活血药合用,既增活血之效,又无动血之虞。此四者共为臣药以加强解毒活血之力。川芎为"血中之气药",具有通达气血之效;赤芍甘苦小寒,长于清热凉血,活血散瘀;生地甘寒质润,有清热凉血泻火之功;栀子苦寒清降,能清泻三焦,使火热从下而去;三七功善止血,又能化瘀生新,且有化瘀不伤正之特点,同时具有补虚强壮之用;柴胡辛行苦泄,性善条达肝气,又能升发阳气,条畅气机;甘草有和中益气,补虚解毒之效。以上共为佐使药。诸药合用,共奏清热解毒、活血祛瘀之功,颇合肾病综合征之病因病机。

杨学信此方针对肾病综合征的病理特点,积极控制感染,加强活血化瘀。方中金银花、板蓝根清热解毒;黄芪、太子参、山药、薏苡仁补脾、肺之气以通调水道,补土制水;芡实、金樱子、熟地黄、山茱萸、桑寄生以补肾固精;柴胡、升麻以升清举陷;丹参、红花活血化瘀,利水消肿;焦山楂消食导滞,使补而不滞。全方紧扣本虚标实之病机,以扶正培本为主,重在益气健脾补肾、调理阴阳,同时配合宣肺、利水、清热、祛瘀、化湿降浊等祛邪之法以治其标,体现了中医祛邪扶正、平衡阴阳的治疗原则。

大医之法四:健脾益气方

搜索

(1)杨霓芝验方

药物组成:黄芪30g,白术15g,茯苓15g,桂枝6g,大腹皮12g,木香12g(后下),厚朴12g,益母草15g,泽泻15g,猪苓18g,桃仁10g,红花5g。

功效:温阳利水,活血消肿。

主治:肾病综合征证属脾虚湿困型。

加减:蛋白尿多者,加桑螵蛸15g,金樱子15g以固摄精气;血清蛋白低,水肿不消者,加鹿角胶10g,菟丝子12g以补肾填精,化气行水。

[杨倩春. 杨霓芝治疗肾病综合征经验. 中医杂志,2003,5(44):335]

(2)何世东验方

药物组成:黄芪、白术、云茯苓、泽泻、薏苡仁、扁豆、砂仁、车前子、炙甘草、党参、大腹皮、五加皮。

功效:益气利水。

主治:肾病综合征证属脾虚水肿型。

[宁为民,詹利霞.何世东治疗顽固性原发性肾病综合征经验.疑难病杂志,2003,10(2):309]

(3)黄春林验方

药物组成:云苓皮、泽泻各 30g,陈皮、姜皮各 10g,桑白皮、白术各 15g,猪苓、石韦各 18g,桂枝 6g,益母草 20g,大枣 5 枚。

功效:健脾化湿,通阳利水。

主治:肾病综合征证属水湿浸渍型。

加减:若肿甚而喘者,可加麻黄 9g,葶苈子 15g。

[刘旭生.黄春林教授治疗肾病综合征经验.陕西中医,2003,24(4):342]

(4)张琪验方

药物组成:制川乌 6g(先煎),干姜 6g,吴茱萸 6g,荜澄茄 10g,益智仁 15g,草豆蔻 6g,青皮 10g,厚朴 10g,升麻 10g,柴胡 10g,茯苓 20g,泽泻 20g,党参 20g,黄芪 30g,木香 6g,当归 15g,麻黄 6g,半夏 10g,黄连 6g,黄柏 6g。

功效:补益脾肾,扶护正气。

主治:肾病综合征证属脾肾气虚,水湿泛滥型。

[林启展,徐大基,赵代鑫.张琪治疗肾病经验.山东中医杂志,2004,9:563]

(5)张镜人验方

药物组成:党参 10g,白术 10g,茯苓 10g,陈皮 10g,山药 10g,扁豆 10g,薏苡仁 30g,大腹皮 10g,莲须 3g。

功效:健脾益气,利水消肿。

主治:肾病综合征证属脾气虚损,水湿泛滥型。

加减:蛋白尿明显者,加石韦 30g,薏苡仁根 30g,大蓟根 30g;水肿甚者,加生黄芪 10g,泽泻 30g,瘪竹 15g;便溏甚者,加焦楂炭 10g,炮姜炭 10g。

[张亚声,翁雪松,陆瑛瑛.张镜人教授治疗肾病综合征的经验.中西医结合学报,2004,11(2):439]

(6)邵朝弟验方

药物组成:生地黄15g,山茱萸15g,山药15g,茯苓15g,泽泻15g,牡丹皮15g,肉桂2g,车前子15g,肉苁蓉12g,黄芪20g,益母草15g,怀牛膝15g。

功效:温补脾肾,化气行水。

主治:肾病综合征证属脾肾阳虚型。

[金劲松.邵朝弟教授治疗蛋白尿的经验.中国中西医结合肾病杂志,2006,9(7):501]

(7)邓跃毅验方

药物组成:党参、丹参、苍术、白术、米仁、猪苓、茯苓、山药、黄芪、当归、黄精、葛根、川芎等,配合陈以平教授的经验方黑料豆粉和清热膜肾冲剂口服。

功效:健脾益气。

主治:肾病综合征证属脾虚水泛型。

[王晓红.邓跃毅教授治疗难治性肾病综合征经验介绍.陕西中医,2007,28(10):1367]

 大医有话说

脾为后天之本,主运化、统血,脾虚则生化不足,水湿不能运化,而出现水肿、营养不良、尿血等症;肾病综合征病程中均存在不同程度的脾虚症状,故以上七方均为健脾益气之方。

杨霓芝此方为实脾饮合桃红四物汤加减。患者症见脾虚湿困所导致的面浮足肿,反复消长,劳累后午后加重,腹胀纳少,面色萎黄,神疲乏力,尿少色清,大便或溏,舌暗红、苔白滑,脉细弱。方中黄芪、白术为健脾益气的常用药;桂枝温阳;茯苓、大腹皮淡渗利湿;益母草、泽泻、猪苓清热利湿消肿;木香、厚朴行气燥湿;桃仁、红花活血化瘀。

何世东此方为防己黄芪汤合参苓白术散或五皮饮。患者症见脾虚水肿所致的四肢浮肿或全身水肿、少气乏力、神疲纳呆、面色萎黄、尿少,舌淡胖齿印、苔白腻,脉沉缓乏力。方中同样以黄芪、白术健脾消肿,并加用党参加强健脾益气之功;薏苡仁、扁豆、砂仁健脾化湿;茯苓、泽泻、车前子、大腹皮、五加皮利湿消肿。

黄春林此方针对肾病综合征中的水湿浸渍证。患者症见下肢先肿,逐渐四肢浮肿,下肢为甚,按之没指,不易随复。伴有胸闷腹胀,身重困倦,纳少泛恶,小便短少,舌苔白腻,脉象濡缓。此方为五皮饮合胃苓汤加减。云苓、陈皮、姜皮、桑白皮利湿消肿;白术健脾燥湿;猪苓、益母草清热利湿;石韦甘、苦、微寒,利水通淋;桂枝"温阳气化";大枣补中益气,补脾和胃。

张琪此方针对肾阳不振,寒湿困遏脾胃,枢机不利,气滞水停之证。方中用川乌、干姜、吴茱萸、荜澄茄、益智仁、草豆蔻温肾暖脾胃、除湿开郁祛寒;青皮、厚朴行气散满,升麻、柴胡升清,茯苓、泽泻淡渗降浊;党参、黄芪益气补中;木香、当归调和气血;麻黄宣肺气,半夏化痰湿,佐黄连、黄柏以除湿清热,诸药合用,上下分消,寒湿除而胀满愈。全方略显温燥,补益之力稍有不足,对水肿较重者疗效较佳,待肿消水去,应以补益脾肾,扶护正气为主。

张镜人此方针对脾气虚损的水湿泛滥型。患者症见面浮肢肿,倦怠乏力,腹胀,身体沉重,纳少便溏,苔白滑,舌质淡胖,脉沉缓。方以参苓白术散加减。方中以党参易人参、与白术、茯苓平补脾胃之气,为主药。以白扁豆、薏苡仁、山药之甘淡,助白术既可健脾,又可渗湿而止泻,为辅药。佐以大腹皮利水消肿,莲须固肾涩精。

邵朝弟此方针对脾肾阳虚型肾病综合征。患者症见浮肿明显,面色㿠白,畏寒肢冷,腰背酸痛或胫酸腿软,足跟痛,神疲,纳呆或便溏,性功能失常(遗精、阳痿、早泄)或月经失调,舌嫩淡胖,舌边有齿痕,脉沉细或沉迟无力。此方为济生肾气丸加减。方中以生地黄易熟地黄,仅取其养阴生津而不滋腻碍胃;山药、丹皮以养阴中之真水;山茱萸、肉桂、肉苁蓉以化阴中之阳气;茯苓、泽泻、车前子、牛膝利水消肿,利阴中之滞。全方共奏温补肾阳,化气行水之功。

邓跃毅此方为肾穿结果诊断为膜性肾病,不用免疫抑制剂治疗,单纯应用中药治疗时,辨证为脾虚湿水泛证的患者,症见舌淡胖苔薄白。方中党参、黄芪、山药、黄精健脾益气;白术、苍术健脾燥湿;米仁、茯苓健脾渗湿;丹参、当归活血养血;佐以葛根升阳生津,川芎行气活血。

大医之法五：益气补肾方

搜索

(1)何世东验方

药物组成：熟地黄、山萸肉、怀山药、枸杞子、云茯苓、菟丝子、牛膝、黄芪、党参、女贞子、白术、杜仲、芡实、鹿角胶、巴戟、仙茅。

功效：益气补肾。

主治：肾病综合征证属脾肾两虚型。

[宁为民,詹利霞.何世东治疗顽固性原发性肾病综合征经验.疑难病杂志,2003,10(2):309]

(2)黄春林验方

药物组成：麻黄、干姜、白芥子、甘草各 6g,熟地 20g,肉桂 3g(另炖),鹿角胶 12g(烊化),防己 15g,黄芪、益母草各 30g。

功效：温肾助阳,化气行水。

主治：肾病综合征证属阳虚水泛型。

[刘旭生.黄春林教授治疗肾病综合征经验.陕西中医,2003,24(4):342]

(3)王寿福验方

药物组成：炮附子 5g,肉桂 2g,白术 10g,茯苓 10g,泽泻 10g,生姜 3 片,怀牛膝 10g,仙灵脾 10g,生黄芪 30g,怀山药 20g,金樱子 10g,干地龙 10g,川芎 10g。

功效：健脾益肾,温阳行水。

主治：肾病综合征证属脾肾阳虚型。

[王景峰.王寿福诊治蛋白尿的经验.中医药临床杂志,2010,22(7):617]

大医有话说

肾为先天之本，主水、司开合、藏精，肾虚不能化气行水，遂使膀胱气化失常，开合不利，水液内停，形成水肿；肾失封藏，精气不固，蛋白精微漏泄于尿则形成蛋白尿。与上段相比，此三方更着重于肾气的补益。

何世东此方针对无激素治疗史或激素停用后所见的面色㿠白，神疲乏力，腰膝酸软，舌淡，苔白，脉细弱。方以右归丸或左归丸加黄芪、参苓白术散合水陆二仙丹。方中熟地黄、山萸肉、怀山药补肾之阴；牛膝、巴戟、仙茅补肾之阳；杜仲、枸杞、菟丝子补肝肾；鹿角胶补血益精；党参、黄芪、白术、芡实健脾益气；佐以茯苓健脾利湿。

黄春林此方针对阳虚水泛型肾病综合征。患者症见全身高度浮肿，腹大胸满，卧则更甚，畏寒神倦，面色㿠白，纳少，尿短少，舌质淡胖、边有齿印、苔白，脉象沉细或结代。方以阳和汤加味。方中重用熟地，滋补阴血，填精益髓；配以血肉有情之鹿角胶，补肾助阳，益精养血，两者合用，温阳养血，以治其本，共为君药。少佐于麻黄，宣通经络，与诸温和药配合，可以开腠理，散寒结，引阳气由里达表，通行周身。甘草生用为使，解毒而调诸药。干姜散寒，白芥子祛痰；另佐以肉桂加强补肾阳之力；防己、黄芪益气利水；益母草利尿通淋。

王寿福认为，脾肾阳虚，脾气运化失司，水湿停聚不行；肾阳亏虚不能化气行水，脾失统摄，肾失封藏，故产生蛋白尿。故治以健脾益肾，温阳行水则病自愈。方中附子、肉桂温补肾阳，化气行水；白术、茯苓、泽泻共奏健脾利水之功；怀牛膝、仙灵脾、黄芪益气补脾肾；川芎行气以利水；佐以生姜加强利水消肿之功；山药、金樱子补肾涩精；"血不利则为水"，地龙活血通络，使全方利水之功更著。

大医之法六：益气养阴方

搜索

(1)叶任高验方
药物组成：生地15g，山茱萸6g，丹皮9g，茯苓9g，党参15g，补骨脂10g。
功效：益气养阴。
主治：肾病综合征证属气阴两虚型。

[裴超成,叶任高.叶任高治疗肾病综合征的经验.中国中西医结合杂志,2001,21(3):222]

(2)何世东验方

药物组成:熟地黄、山萸肉、怀山药、泽泻、丹皮、党参、黄芪、云茯苓、薏苡仁、女贞子、旱莲草。

功效:养阴益气固肾。

主治:肾病综合征证属气阴两虚型。

[宁为民,詹利霞.何世东治疗顽固性原发性肾病综合征经验.疑难病杂志,2003,10(2):309]

(3)邵朝弟验方

药物组成:黄芪30g,党参15g,生地黄15g,山茱萸15g,山药15g,泽泻15g,茯苓15g,白术15g,金樱子15g,芡实30g,益母草15g,怀牛膝15g。

功效:补益脾肾,益气养阴。

主治:肾病综合征证属气阴两虚型。

[金劲松.邵朝弟教授治疗蛋白尿的经验.中国中西医结合肾病杂志,2006,9(7):502]

大医有话说

由于患者素体阴虚,或水湿内停久郁化热伤阴,或长期使用皮质激素助阳生热伤阴,或长期蛋白等精微物质丢失过多,或过用利尿剂伤阴,均会导致肝肾阴虚;病程日久,便可发展为气阴两虚。

叶任高此方为针对激素减量治疗阶段的自拟方。在激素撤减至一定量时,可出现不同程度的皮质激素撤减综合征,这时患者常由阴虚向气虚转化,而呈气阴两虚,症见腰酸腿软,神疲体倦,食欲不振,少气懒言,口干舌燥,舌淡白,脉沉弱,此时应在使用滋阴补肾的同时,适当加用补气温肾之品。方中生地、山茱萸、丹皮、茯苓四味药沿用六味地黄丸的补泻之意,生地、萸肉补肝肾之阴,丹皮、茯苓活血渗湿,党参补中益气,补骨脂补肾助阳。叶任高认为随激素逐渐减量而逐渐增加补气温肾药,有助于减少机体对激素的依赖,防止症状反跳;而且有拮抗外源性激素反馈抑制的作用,防止出现激素撤减综合征。

何世东此方也针对激素已减量患者。症见面色无华、少气乏力、口燥咽干、五心烦热、头晕目眩、多梦、尿黄，舌红少苔，脉细弦数。方以六味地黄汤加二至丸、党参、黄芪等。六味地黄丸组方滋阴补肾；党参、黄芪、薏苡仁健脾益气，以扶助患者正气，使生化有源；女贞子、旱莲草（二至丸）补益肝肾，滋阴止血。

邵朝弟此方为补益脾肾，益气养阴的参芪地黄汤加减。患者症见面色无华，气短乏力，腰膝酸软，皮肤干燥，饮水不多，口干咽燥或长期咽痛，或手足心热，或有手足不温，大便稀或干，小便量少色黄，舌淡有齿痕，脉沉细。方中黄芪、党参健脾益气；生地黄、山茱萸、山药、泽泻、茯苓养阴补肾；白术、芡实健脾祛湿；益母草活血利水；金樱子固精缩尿；怀牛膝既可以补益肝肾、强腰膝，又可活血、引血下行。

大医之法七：滋阴清热方

搜索

（1）叶任高验方
药物组成：女贞子 10g，旱莲草 12g，知母 12g，黄柏 9g，生地 25g，丹皮 9g，甘草 6g。

功效：滋阴降火。

主治：肾病综合征证属阴虚火旺型。

> ［裴超成，叶任高．叶任高治疗肾病综合征的经验．中国中西医结合杂志，2001，21（3）：222］

（2）何世东验方
药物组成：知母、黄柏、生地、丹皮、山萸肉、泽泻、怀山药、云茯苓、女贞子、旱莲草、益母草、元参。

功效：滋阴降火。

主治：肾病综合征证属阴虚火旺型。

加减：待激素渐减后，清热之品渐减。

　　[宁为民,詹利霞.何世东治疗顽固性原发性肾病综合征经验.疑难病杂志,2003,10(2):309]

(3)洪钦国验方

药物组成:女贞子、地肤子各15g,旱莲草、生地黄各18g,鱼腥草、石韦、泽泻、玉米须、丹参各20g,紫苏叶12g,蝉蜕9g。

功效:滋养阴津,清热利湿。

主治:肾病综合征证属阴虚火旺型。

　　[曾莉.洪钦国教授治疗肾病综合征经验介绍.新中医,2004,10:9]

(4)邓跃毅验方

药物组成:女贞子、旱莲草、生地、龟甲、知母、黄柏、丹皮、赤芍、地骨皮、麦冬、白花蛇舌草等。

功效:滋阴清热。

主治:肾病综合征证属阴虚火旺型。

加减:如出现感染者可加五味消毒饮加减。

　　[王晓红.邓跃毅教授治疗难治性肾病综合征经验介绍.陕西中医,2007,28(10):1367]

 大医有话说

　　由于激素为阳性药物,易伤阴津。而在肾病综合征的治疗过程中,为提高整体疗效,会不可避免的使用或多或少的激素,故患者会出现阴虚火旺的表现。此时配合相应方剂可获得更好效果。

　　叶任高此方针对长期使用激素后出现的五心烦热,口干咽燥,激动失眠,盗汗,两颧潮红,痤疮,舌红少津,脉弦细。此方为其自拟的滋阴降火汤。重用生地为君,养阴清热;女贞子、旱莲草滋补肝肾之阴;知母、黄柏、丹皮清热养阴;佐以甘草调和诸药。

　　何世东此方针对应用大量激素后表现为面红、失眠多梦、口干口苦、满月面、多毛、烦躁、盗汗等,以知柏八味丸加栀子、二至丸。知柏八味丸以"壮水之主,以制阳光"为治则,现代药理研究显示滋阴泻火药在使用糖类皮质激素早期应用阶段,有保护肾上腺皮质形态与功能的作用,若滋阴泻火药与糖类皮质激素同用,有拮抗激素对肺、肝、心、肾等组织的蛋白质合成作用,对肾上腺腺体有一定保护作用,可免于腺体的萎缩。

洪钦国认为肾病综合征采用激素和温阳利水中药治疗一段时间后,患者多从阳虚转变为阴虚,并夹有湿热蕴结。方中女贞子性凉味甘苦,滋补肝肾,清热明目;旱莲草性寒味甘酸,滋阴益肾,凉血止血,合用为二至丸,具有滋补肝肾之阴功用;佐以石韦、玉米须、泽泻、地肤子清热利湿;鱼腥草、生地黄清热解毒;紫苏叶、蝉蜕、地肤子疏风清热。全方具补益肝肾,通涩并用之功。

邓跃毅此方以大补阴丸之意加减。生地、龟甲、知母、黄柏、丹皮、地骨皮即清虚热又清实热,并养阴生津;女贞子、旱莲草补益肝肾,滋阴止血;佐以麦冬加强养阴生津之功;白花蛇舌草清热解毒;病程日久,瘀血便成为不可避免的病理产物,故不忘加以赤芍活血化瘀。

大医之法八:阴阳双调方

搜索

(1)曹恩泽验方

药物组成:黄芪、白术、金毛狗脊、菟丝子、山茱萸、熟地、白芍、知母、旱莲草、女贞子、茯苓、芡实等。

功效:阴阳双调。

主治:肾病综合征糖皮质激素停止阶段。

[胡顺金．曹恩泽治疗肾病综合征的经验．安徽中医临床杂志,2003,4(15):84]

(2)王新陆验方

药物组成:黄芪、防己、巴戟天、黄柏、黑大豆、土茯苓、爵床、泽兰、泽泻。

功效:补脾肾,泻毒浊。

主治:肾病综合征证属脾肾不足型。

加减:若肿势较甚,加白茅根、玉米须;若兼血压偏高,可加钩藤、急性子;若兼咽喉肿痛,可加酒蛾药、牛蒡子;若兼血尿,可加生地榆、苎麻根;若兼细菌尿,可重用土茯苓,并加白花蛇舌草;若兼肾功能损害,可加酒大黄、蒲公英。

[周永红.王新陆治肾病经验浅识.山东中医杂志,2004,1:47]

(3)洪钦国验方

药物组成:女贞子、黄芪、地肤子、芡实、莲须各 15g,沙苑子、金樱子、旱莲草、山药各 18g,紫苏叶 12g,蝉蜕 9g,丹参 20g。

功效:健脾固肾。

主治:肾病综合征证属脾肾气虚型。

[曾莉.洪钦国教授治疗肾病综合征经验介绍.新中医,2004,10:10]

(4)张镜人验方

药物组成:太子参 9g,白术 9g,茯苓 9g,怀山药 9g,泽泻 30g,芡实 9g,莲须 3g,薏苡仁根 30g,石韦 15g,大蓟根 30g。

功效:补益脾肾,通利水湿。

主治:肾病综合征证属脾肾两虚,湿浊潴留型。

加减:腰酸甚者,加炒川断 15g,炒杜仲 15g;胸腹水者,加地骷髅 10g,瘪竹 15g,陈麦秆 15g,腹水草 15g。

[张亚声,翁雪松,陆瑛瑛.张镜人教授治疗肾病综合征的经验.中西医结合学报,2004,21:439]

(5)黄建业验方

药物组成:紫河车、淫羊藿、补骨脂、西洋参、何首乌、熟地、黄芪、山药、茯苓、女贞子、红花、益母草、黑糯米、黑大豆、黑芝麻、僵蚕等。

功效:健脾益气补肾。

主治:肾病综合征证属脾肾阳虚型。

服法:研末成散剂,长期服用。

[彭玉.黄建业教授治疗小儿肾病综合征的经验浅析.陕西中医,2004,25(11):1013]

(6)邵朝弟验方

药物组成:枸杞 15g,菊花 12g,生地 15g,山药 15g,丹皮 10g,杜仲 15g,续断 15g,泽泻 15g,仙灵脾 10g,仙茅 10g,益母草 15g,怀牛膝 15g。

功效:温阳益阴,调补脾肾。

主治:肾病综合征证属阴阳两虚型。

加减:兼有外感,常选用金银花 15g,连翘 15g,牛蒡子 10g,紫苏 10g,西青果 10g,蒲公英 20g 等;兼瘀血明显,口唇舌暗或有瘀斑者,常选用丹参 15g,赤芍 15g,桃仁 10g,王不留行 12g 等;兼湿滞、胸脘痞闷,纳差、便溏者加陈皮 12g,苍术 6g,扁豆 20g,薏苡仁 20g 等;阴虚火旺者加知母 12g,黄柏 10g;浊邪甚者加生大黄 10~15g;浮肿明显者选用车前子 15g,猪苓 15g,大腹皮 12g,茯苓皮 15g 等。

[金劲松．邵朝弟教授治疗蛋白尿的经验．中国中西医结合肾病杂志,2006,9(7):502]

(7)骆继杰验方

药物组成:益母草 30g,半边莲 15g,黄芪 15~30g,熟地 15~30g,怀山药 10g,苏叶 10~15g,山萸肉 10g,丹皮 10g,茯苓 10g,泽泻 15g。

功效:滋养肾阴,兼以益气健脾,活血利湿。

主治:肾病综合征证属脾肾两虚型。

加减:春季为"风木之令"加用祛风药,如蝉蜕、苏叶、连翘等;夏季多湿热,且"岭南之地多湿热",加用祛湿药,如薏苡仁等,并减少熟地等用量;秋多燥邪,常加用养阴润燥之品,如麦冬、女贞子、旱莲草等;冬季寒冷,伤人阳气,加温而不燥,刚中有柔之品,如仙灵脾、锁阳、肉苁蓉等,绝少用到温而刚燥之附子、肉桂等。如肾阳虚明显者,采用益母地黄益肾汤加胡芦巴、仙灵脾、仙茅;脾阳虚明显者加炒白术或合理中丸加减治疗;肝阳上亢者在原方中加怀牛膝、杜仲、石决明或合天麻钩藤饮加减治疗;咽喉疼痛者,加连翘、蝉衣、板蓝根等;瘀血表现明显者加丹参、三七等;水肿明显者可加重茯苓、泽泻用量或合五苓散加减治疗;尿血明显者,加小蓟炭、白茅根等;胃脘痛明显者,加三七、佛手、乌贼骨等。

[易无庸,杨栋．骆继杰教授论治难治性肾病综合征．中国中西医结合肾病杂志,2009,3:192]

大医有话说

　　肾病综合征的糖皮质激素停止阶段，众多医家均采用阴阳双调之法，重在巩固疗效以善后，防止病情的复发。

　　曹恩泽认为糖皮质激素停止阶段，患者病情基本获得痊愈，外邪尽去，只是自身阴阳才刚刚恢复到新的平衡状态，为使其阴阳平衡得以进一步巩固，则拟以阴阳双调之法，方中黄芪、白术健脾益气；金毛狗脊、菟丝子补肾养阳；山茱萸、熟地、白芍、知母、旱莲草、女贞子清热养阴；茯苓、芡实加强健脾之功，使正气来复。诸药合用，使阴平阳秘，巩固临床治疗效果，防止病情的复发。

　　王新陆主要针对改善水肿、蛋白尿、低蛋白血症的症状。病本在脾肾，肾失封藏是蛋白从尿中长期流失的根本病理机制，同时，脾气虚弱，清阳不升，精微下注外溢也可以导致蛋白丢失，且蛋白丢失日久，势必伤气耗阴，导致本虚标实之证，迁延难愈。故治疗时应该采取补脾肾、祛毒浊的方法。根据"善补阳者必于阴中求阳，善补阴者必于阳中求阴"的原则，使阴阳相济，并根据尿蛋白长期流失的临床特点，补涩并用。方中黄芪与防己配伍，黄芪甘温补中，乃补气之圣药，大剂黄芪功盖人参，具有补气、固表、摄精、祛毒、和营、利尿之功，且无留滞之弊，仲景所谓"大气一转，其气乃散"；防己苦寒降泄，行经脉，通腠理，利小便，消水肿。黄芪以升为主，防己以降为要，二药参和，一升一降，升降调和，发挥利水消肿之效。巴戟天与黄柏配伍，一阴一阳，皆为补肾要药，前者温而不热，益元阳，补肾气；后者苦寒坚阴，李东垣言其具有"泻热补水润燥"之功。上二味与黄芪相合，补气健脾益肾，为治本之图。泽兰和泽泻相配，泽泻甘寒，归肾、膀胱经，利水消肿，渗湿泄热；泽兰苦温，归肝脾经，利水消肿，活血祛瘀。二者一甘一苦，一寒一温，相得益彰，共行利水消肿之力。黑大豆与爵床相伴。前者甘平，入脾肾二经，活血利水，祛风解毒，《本草纲目》载"黑豆入肾功多，故能制水、消胀、下气，制风热而活血解毒，所谓同气相求也。"爵床咸寒，入肝胆经，清热解毒，活血利湿。产于岭南一带，《神农本草经》谓其"主腰脊痛不可着床，俯仰艰难，除热"。二者均对消除尿蛋白及纠正低蛋白血症有一定功效。土茯苓甘淡平，祛湿热，治五淋，解瘀毒，张山雷言其"利湿去热，搜剔湿热之蕴毒……以渗利下导为务"。土茯苓不仅对病毒有抑制作用，而且对滥用、久用化学药物者，可解毒辟秽，本病患者多长期服用激素等药物，辄加此药，可减少不良反应。全方标本合治，补泻兼顾，有补气健脾益肾，利水泄浊解毒之功。

　　洪钦国认为本病后期水肿消退，水湿或湿热之邪已除，主要矛盾为本虚。经过激素和温阳中药治疗后，阳虚已不明显，但脾肾气虚仍存，脾虚不能升清降浊，肾虚精关不固，则精微下注外泄，故尿蛋白持续存在，伴有腰酸痛、神疲乏力、纳差等症。故此时宜注重健脾固肾以消尿蛋白，健脾益气可使脾胃恢复健运及升清降浊功能，肾气充足，封藏稳固，则精微得以固摄，尿蛋白得以消除。由于本方为针对小儿肾病综合征，小儿脾气未充，故偏于补脾，多选参苓白术散加减。方中芡实、金樱子即水陆二仙丹补肾固精为君药；黄芪、山药健脾益气为臣药；佐以沙苑子、莲须、二至丸加强滋肾固精功用；紫苏叶、蝉蜕、地肤子疏风清热利湿清余邪。

　　张镜人根据"无阴则阳无以化，无阳则阴无以生"及"湿从热化"之说，主张"脾肾同治，气阴兼顾，湿热两清"。患者症见全身皆肿，腰背以下尤甚，或伴胸水、腹水，小便不利，面色苍白，头晕，腰酸，神倦乏力，纳差便溏，苔薄白，舌体胖大，舌质淡，脉沉细。本方为益气补血，滋阴降火的保真汤加减。在原方的基础上去嫌涩敛的五味子，腻补的熟地，嫌润之天冬、麦冬，嫌凉的知母、黄柏与地骨皮；人参易孩儿参，莲子易莲须，再增芡实、山药补脾胃，薏苡仁根、石韦、大蓟根、泽泻清化湿热。

　　黄建业此方同样用于激素减量后，表现为脾肾阳虚者，故以健脾益气补肾为主。方中紫河车、淫羊藿均为血肉有情之品，可阴阳双补，大补元气；补骨脂补肾助阳；西洋参、何首乌、熟地、黄芪、山药益气养阴；茯苓健脾渗湿；女贞子清热补肾；红花、益母草活血利水；五色中，黑色入肾，故以黑糯米、黑大豆、黑芝麻补益肝肾，佐以僵蚕化痰散结。诸药合用，有补肾健脾，益气活血之功。

　　邵朝弟此方针对肾病综合征的阴阳两虚，以杞菊地黄丸合二仙汤加减。杞菊地黄丸滋肾养阴；仙灵脾、仙茅补肾养阳；益母草、怀牛膝活血利水；杜仲、续断补肾助阳。

　　骆继杰此方为其在诊治难治性肾病综合征的过程中，逐渐形成的以自己独有的临床经验和学术思想为指导的治疗肾病综合征的基本方，即由六味地黄汤加益母草、半边莲、苏叶及黄芪组成。方中怀山药配北芪益气健脾升清；茯苓、泽泻配半边莲渗利水湿；丹皮配益母草活血化瘀；苏叶则行气消滞，宣通三焦气机，且苏叶与滋腻的熟地相伍后取其疏通气机之用而不解表。该方立法是以滋养肾阴为主，兼以益气健脾，活血利湿。其寓意在于"阴中求阳"，因为"善补阳者，必于阴中求阳，则阳得阴助而生化无穷"。

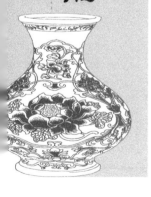

第4章 别怕，挽救慢性肾功能衰竭，中医有办法

　　慢性肾功能衰竭简称慢性肾衰，由于肾单位受到破坏而减少，致使肾脏排泄调节功能和内分泌代谢功能严重受损而造成水与电解质、酸碱平衡紊乱出现一系列症状、体征和并发症。按肾功能损害的程度，可分四期，即肾功能代偿期、氮质血症期、肾功能衰竭——尿毒症早期、肾功能衰竭终末期——尿毒症晚期。慢性肾功能衰竭其临床表现，消化系统有：厌食、恶心、呕吐、口有尿臭味；神经系统有：疲乏、头痛、头晕，重者嗜睡、烦躁、淡漠、惊厥、昏迷等；心血管系统有：高血压、左心室肥大，心肌炎、心包炎、视力障碍，视网膜出血；造血系统有：贫血、出血倾向；呼吸系统有：代谢性酸中毒时呼吸深长，可有胸膜炎的症象；皮肤瘙痒伴色素沉着，水电解质平衡紊乱。属中医古代文献中的"关格"、"水肿"、"癃闭"、"虚劳"、"呕吐"、"溺毒"、"眩晕"、"瘀证"等范围。

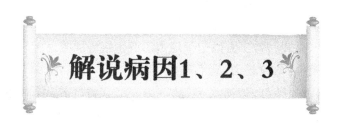

1. 外邪侵袭，由表入里，病情反复而加重。

2. 精神创伤或思虑过度，房室不节，起居异常。

3. 素有肺脾肾亏损，复因感外邪触发，或劳累过度，或治疗不当，使脏腑、阴阳气血进一步失调，风、寒、湿热、瘀、毒等实邪滋生。

4. 本病"本因"为脾肾虚损，"标因"为肾病日久，损失分清泌浊的功能，使"湿浊"贮留体内，弥漫三焦，波及其他脏腑，而引发本病（见图4-1）。

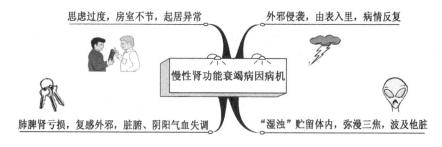

思虑过度，房室不节，起居异常　　　　　外邪侵袭，由表入里，病情反复

慢性肾功能衰竭病因病机

肺脾肾亏损，复感外邪，脏腑、阴阳气血失调　　"湿浊"贮留体内，弥漫三焦，波及他脏

图4-1　慢性肾功能衰竭的病因病机

中医治病，先要辨证

1. 虚证

（1）脾肾气虚：倦怠乏力，气短懒言，纳呆腹胀，腰膝酸软，大便溏薄或不实，夜尿清长，脉细，舌质淡红。治宜补益脾肾。方以参苓白术散合右归丸加减。

（2）脾肾阳虚：疲乏倦怠，容易感冒，不思纳食，呕吐清水，口中尿臭，大便溏垢，小便清长，畏寒肢冷，面色㿠白或晦滞。舌偏淡体胖，有齿印，苔白而润，脉沉细或濡细。治宜温补脾肾，化湿降浊。方以温脾汤加减。

（3）肝肾阴虚：头昏头痛，耳鸣目涩，腰膝酸软，脉弦细，舌质偏红，苔少。治宜滋阴平肝，益肾和络。方以杞菊地黄汤或建瓴汤加减。

（4）气阴两虚：全身乏力，恶心呕吐，口黏口干，饮水不多，口臭，腰膝酸软，手足心热，舌质稍红，边有齿痕，脉沉细。治宜益气养阴，培补脾肾。方以参芪地黄汤、大补元煎、麦味地黄汤、保真汤、生脉散等加减。

（5）阴阳两虚：精神萎靡，极度乏力，头晕眼花，指甲苍白，腰酸肢冷，畏寒，舌质淡而胖，或见灰黑苔，脉沉细或弦细。治宜温扶元阳，补益真阴。方以济生肾气汤加味。

2. 邪实

（1）湿浊

①脾虚湿困：纳少便溏、脘腹胀满。治宜健脾化湿。方以参苓白术合香砂六君子汤。

②湿浊上逆：纳呆，恶心呕吐，腹胀畏寒。治宜降逆化湿。方以温脾汤。

③湿郁化热：口苦，恶心呕吐，舌苔黄腻。治宜清化和中，和胃降逆。方以香苏饮合左金丸。

④湿浊上蒙清窍：神昏谵语、嗜睡，面色晦滞。治宜通腑泄浊。方以牛黄承气汤。

（2）湿热：恶心呕吐，纳呆腹胀、口干口苦、心烦失眠或痰多、便秘、舌红、苔黄腻等。治宜清热利湿，和胃止呕。方以清肾汤加减。

（3）瘀血

①瘀阻肾络：慢性肾衰患者早中期均可有夹瘀之症，如面色晦滞、舌质紫暗等。可于辨证治疗方中加入桃仁、红花、丹参、益母草、川芎、泽兰等活血化瘀之品，或予丹参注射液、川芎注射液静滴。

②瘀络外溢：本病后期常可见到鼻衄、齿衄等动血之症。可于辨证治疗方中加入参三七、血余炭、大小蓟、茜草根、土大黄等活血化瘀止血之品。

（4）风动

①血虚生风：肌肤瘙痒、手足抽搐。治宜养血祛风，柔肝缓急。方以四物汤或芍药甘草汤。

②肾虚动风：神昏谵语、抽搐。治宜扶正解毒，开窍熄风。方以安宫牛黄丸或以羚羊角、附子、人参合用配合通腑降浊之剂。

③肝风内动：头痛、头晕，甚则肢麻、抽搐、偏瘫，脉弦，舌红。治宜平肝潜阳，滋阴熄风。方以羚羊钩藤汤合大定风珠（见图4-2）。

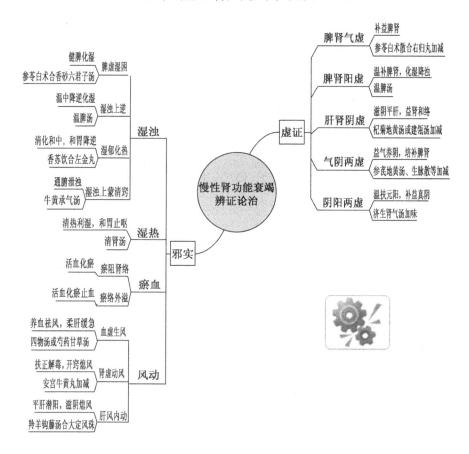

图4-2　慢性肾功能衰竭的辨证论治

慢性肾功能衰竭的大医之法

大医之法一：温补脾肾方

搜索

（1）洪钦国验方

药物组成：熟附子、茯苓、白术、白芍、生姜、党参、苍术、法夏、厚朴、陈皮、大黄（后下）。

功效：温阳益气，化湿泄浊。

主治：慢性肾功能衰竭证属脾肾衰败，寒湿滞留型。

加减：尿少加怀牛膝、车前子；浮肿甚、胸腹胀满、大小便不通，加甘遂末0.3～0.6g（空心胶囊装）吞服。

［刘学耀．洪钦国教授对慢性肾衰竭的病机认识及辨治经验．中国中西医结合肾病杂志，2002，3（5）：254］

（2）帅焘验方

药物组成：附子15g，茯苓30g，白术20g，杭芍15g，山药20g，巴戟15g，淫羊藿15g，厚朴20g。

功效：温补脾肾，行气化水。

主治：慢性肾功能衰竭证属脾肾气（阳）虚型。

加减：纳差便溏者加干姜、补骨脂、木香、砂仁；畏寒肢冷者加肉桂或桂枝；夜尿频数者加台乌、益智仁、覆盆子、桑螵蛸；水肿重者加猪苓、泽泻、苡仁、车前子；气虚者加党参、黄芪；兼瘀者加丹参、泽兰等。

［龙渊，朱志．帅焘主任治疗慢性肾功能衰竭的经验．云南中医中药杂志，2002，23（3）：3］

(3)骆继杰验方

药物组成：黄芪、益母草、半边莲各15g，法半夏、茯苓、枳实、大黄各10g，附子6g，陈皮、甘草各5g。

功效：温肾健脾，活血化瘀。

主治：慢性肾功能衰竭证属脾肾阳虚，气虚血滞型。

加减：水肿者加泽泻、车前子；肝肾阴虚，肝阳上亢眩晕者加怀牛膝、杜仲、石决明；咽痛者加连翘、玄参；湿浊化热者去附子，加黄连。

> [聂梦伦，卢延年．骆继杰教授诊治肾病经验介绍．新中医，2003，1:15]

(4)王自敏验方

药物组成：芍药、生姜、白术、炮附子、人参、黄芪。

功效：温阳健脾。

主治：慢性肾功能衰竭证属脾肾阳虚型。

加减：纳差便溏甚者加补骨脂、肉豆蔻；腰部冷痛或有畏寒肢冷甚者加干姜、肉桂；夜尿频多，清长甚者加炒山药、芡实、益智仁；水肿甚者加茯苓、泽泻、白术、车前子利水消肿。

> [周硕果．王自敏教授治疗慢性肾衰竭临床经验．中国中西医结合肾病杂志，2004，5(5):252]

(5)任继学验方

药物组成：秘制大黄、海龙、西红花、鹿内肾、冬虫夏草、紫河车、炙水蛭、何首乌、海狗肾、鹿角胶、巴戟天等。

功效：温补肾阳，活血利水。

主治：慢性肾功能衰竭证属肾阳虚衰型。

> [聂莉芳，韩东彦．著名专家诊治慢性肾功能衰竭的经验．上海中医药杂志，2006，40(8):112]

(6)邹燕勤验方

药物组成：保肾甲丸(黄芪、党参、巴戟天、鹿角片、地黄、枸杞子、紫丹参、六月雪等)；保肾乙丸(太子参、生黄芪、地黄、山萸肉、何首乌、枸杞子、杜仲、怀牛膝、桃仁、红花、泽泻等)。

常用补脾肾之阳的药物有：黄芪、炒白术、茯苓、薏苡仁、山药、干姜、淫羊藿、巴戟天、菟丝子、冬虫夏草等。

功效：温补脾肾。

主治：慢性肾功能衰竭证属脾肾阳虚型。

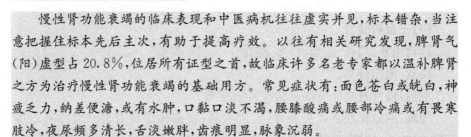

［史伟．邹燕勤教授治疗慢性肾功能衰竭经验介绍．新中医，2007，39(3)：17～18］

大医有话说

慢性肾功能衰竭的临床表现和中医病机往往虚实并见，标本错杂，当注意把握住标本先后主次，有助于提高疗效。以往有相关研究发现，脾肾气(阳)虚型占20.8%，位居所有证型之首，故临床许多名老专家都以温补脾肾之方为治疗慢性肾功能衰竭的基础用方。常见症状有：面色苍白或㿠白，神疲乏力，纳差便溏，或有水肿，口黏口淡不渴，腰膝酸痛或腰部冷痛或有畏寒肢冷，夜尿频多清长，舌淡嫩胖，齿痕明显，脉象沉弱。

洪钦国认为，由于先天不足、劳倦过度、水肿、淋证等病症迁延不愈，或久病及肾等原因，导致脾肾两虚，脾运失司，肾开阖不利，浊邪羁留，正气日虚，故在辨证上因以脾肾衰败为纲。方中熟附子、白术、党参、苍术、法夏、陈皮等温肾健脾。《本草汇言》云："附子，回阳气，散阴寒。……凡属阳虚阴极之候，肺肾元热证者，服之有起死之殊功。"现代药理研究显示附子具有抗寒冷、提高耐缺氧能力以及抗休克的作用。所以附子是补肾助阳的要药，而因其生品具有毒副作用，故临床常用熟附子。而脾肾衰败之本虚临床上往往与浊邪羁留之标实同时存在，表现为虚实互见之证。故方中不忘以茯苓、生姜和厚朴行气化水，更以大黄泄浊祛瘀，并后下以加强泄浊的功效。

帅焘认为本病应以正虚为本，邪实为标。本方以实脾饮真武汤合方化裁，保留了两方中共用的附子、茯苓和白术以温肾健脾之意，又加入了巴戟和淫羊藿，进一步加强了温肾的功效。

骆继杰认为，慢性肾功能衰竭是水肿、癃闭、淋证等晚期病症，最后均导致脾阳亏损，肾阳衰微，浊邪壅盛，三焦不行。在疾病发展过程中，脾阳亏损可以影响到肾阳衰弱，肾阳不足，命门火衰不能温煦脾阳，可使脾阳更亏，脾肾阳亏，气不化水，阳不化浊，浊邪壅塞三焦，正气不得升降，而致三焦通道不利。浊邪产生后又可侵犯心、肝、脾、肺、肾五脏，所以脾阳亏损，肾阳衰微是本病之本；浊邪壅盛，三焦不行，累及心、肺、脾、胃、肝、肾等脏腑是本病之标。故治宜温补脾肾，肾阳虚非一日可复，不能用大剂量峻补药物，应长期调理，除温肾补阳化浊外，并配健脾益气药同用。由于长期阳气亏损，必致气虚血滞，故还当佐以活血化瘀法。本方为其自拟的肾衰汤。方中黄芪、附子、茯苓温补脾肾之阳以固本，为方中主药。法半夏、陈皮化浊止呕；大黄、枳实泄浊；益母草活血化瘀；半边莲、茯苓利湿。全方标本兼顾。

王自敏也认为，本病无论早、中、晚期，均具有正虚。本方为《伤寒论》中真武汤加减，原方去茯苓及辛燥之干姜，加入更适合慢性肾功能衰竭水肿的黄芪以补气利水。

任继学针对本病的病机特点和自己丰富的经验，组成了肾衰回生散。方中除用鹿内肾、紫河车、海龙、海狗肾、鹿角胶、巴戟天等温补之力较强的药物之外，还用了冬虫夏草这一传统的名贵滋补中药，同时具有有调节免疫系统功能、抗肿瘤、抗疲劳等多种功效。方中的秘制大黄，其制作方法见于《清太医院秘录医方配本》之"秘制清宁丸"，"天地之气则随阴阳寒暑之令，人之禀赋亦从生克制化之源，内合五脏，外应五行，则有周流循环不已之数。即人之五脏六腑，使阴阳之气各有升降之理，上下交泰，人身清宁矣"。可见秘制清宁丸是为顺应人生理之常而设，可"升清降浊，明目止眩，滋润脏腑，通利关节……功能尽述，效莫大焉"，"可以常服"（见《历代宫廷秘藏医方全书》）。任继学在此法基础上，于第一次用炮附子煎汁拌大黄蒸制，以制其寒性，使之更加适于慢性肾功能衰竭的患者服用。生大黄经秘制大黄法炮制成后，其苦寒之性得除，用之不伤气、不伤津、不损阳，可引邪外出，避免了因应用生大黄所产生的副作用，从而提高疗效。

邹燕勤针对慢性肾功能衰竭所创甲方和乙方，甲方偏于肾阳气虚，乙方偏于气阴两虚，并在两方中均加入了活血祛瘀的药物，如紫丹参、桃仁和红花。邹师认为狼疮性肾炎所致慢性肾衰竭应配合养阴清热，凉血解毒之品，如生地黄、枸杞子、牡丹皮等。

大医之法二：滋阴补肾方

搜索

（1）李学铭验方
药物组成：熟地、知母、黄柏、龟甲、女贞子、旱莲草、当归、枸杞子、川楝子等。

功效：补肾养肝，滋阴泄热。

主治：慢性肾功能衰竭证属肝肾阴虚证。

[卞华,吕芹. 李学铭教授治疗慢性肾功能衰竭的经验. 国医论坛,2002,17(4):13]

(2)帅焘验方

药物组成：熟地 15g，枣皮 10g，山药 20g，泽泻 15g，茯苓 30g，丹皮 20g，枸杞 15g，牛膝 30g，麦冬 20g。

功效：滋养肝肾。

主治：慢性肾功能衰竭证属肝肾阴虚证。

加减：腰膝酸软者加杜仲、寄生、断续；心烦失眠者加炒枣仁、夜交藤；阴虚火旺者加知母、黄柏；头昏耳鸣者加菖蒲、远志、首乌、磁石；头痛眩晕者加牡蛎、石决明、钩藤；手足心热者加地骨皮或女贞子、旱莲草或龟甲。

[龙渊,朱志. 帅焘主任治疗慢性肾功能衰竭的经验. 云南中医中药杂志,2002,23(3):3]

(3)王自敏验方

药物组成：熟地黄、山药、山萸肉、茯苓、泽泻、丹皮、女贞子、旱莲草。

功效：滋补肝肾。

主治：慢性肾功能衰竭证属肝肾阴虚证。

加减：目睛干涩甚者加杞果、菊花；头晕耳鸣甚者加怀牛膝、白芍、何首乌；手足心热甚者加地骨皮、龟甲。

[周硕果. 王自敏教授治疗慢性肾衰竭临床经验. 中国中西医结合肾病杂志,2004,5(5):252]

(4)庞学丰验方

药物组成：干地黄、山萸肉、大黄、积雪草、赤芍、黄连、丹皮、白花蛇舌草、黄连、佩兰、猫须草、首乌、泽泻、茯苓、怀山药等。

功效：滋补肝肾，解毒泄浊。

主治：慢性肾功能衰竭证属肝肾阴虚，浊毒内停证。

［刘欢．庞学丰辨治肾病临床经验．湖南中医杂志，2009，11：26］

 大医有话说

　　患者自身肝肾不足，或在慢性肾功能衰竭的病程中形成的水湿、瘀血和痰湿耗伤肝肾之阴，或阳亢、内风、毒热，更伤阴津，或阳损及阴，都会使患者出现肝肾阴虚的症状，临床常见：面色萎黄，口苦口干，喜饮或喜凉饮，目睛干涩，大便干结，腰膝酸痛，手足心热，头晕耳鸣；舌淡红形瘦，无苔或薄黄，脉细或弦细。以上四方均针对肝肾阴虚所拟。

　　李学铭本方以大补阴丸为主，补阴和泻热并重。在原方上加用女贞子、旱莲草、枸杞子等以加强养阴之功，同时针对慢性肾功能衰竭的虚中夹实的病机特点，以当归养血活血，川楝子理气养阴。

　　帅泰方用六味地黄丸加减，减性温之山茱萸，加入枸杞、牛膝和麦冬，加强补阴及强肾养肝之功。其中枣皮补益肝肾，涩精固脱，除六味地黄丸中"三泻"之茯苓、泽泻和丹皮泄浊外，其他均为补肝肾之阴之品，可见确为功专补阴之方。

　　王自敏本方为六味地黄丸合二至丸加减，严遵经方。以上三方中，均用到了地黄，名医张元素说："熟地黄补肾，血衰者须用之。又脐下痛，属肾经，非熟地黄不能除，乃通肾之药也。"可见地黄在补肾方面的独特价值。其中有两方用到了二至丸，二至丸出自《医方集解》，为补养之剂。由女贞子、旱莲草各等分组成，功用是补虚损，暖腰膝，壮筋骨，明眼目；补益肝肾，滋阴止血。同时，其中有两方应用到了枸杞，这里指的是枸杞子，具有养肝滋肾之功，现代药理研究显示，枸杞子有增强非特异性免疫的作用。

　　庞学丰本方是以六味地黄丸为基本方化裁而来，取其"阴中求阳"之意。方中干地黄清热凉，养阴生津；山萸肉补益肝肾，收敛固涩；大黄清利湿浊，通腑降浊，兼活血通络；积雪草、赤芍清利湿热，活血行瘀，解毒消肿；黄连、丹皮、白花蛇舌草清热解毒；黄连、佩兰清利湿浊；猫须草清热祛湿；首乌滋阴养血，润肠通便泄浊；泽泻渗湿利水；茯苓健脾补中，利水渗湿，且利水而不伤正，为利水要药；怀山药益气养阴，补肺脾肾。全方共奏补肾解毒泄浊之功，诸药合用通补兼施，正邪兼顾，补而不滞，祛邪而不伤正。现代药理研究表明，大黄可以抑制肾小球上皮细胞肥大和增殖，减轻肾受损后的代偿性肥大，抑制残余肾小管细胞的高代谢状态，能纠正肾功能衰竭时的脂质、蛋白质代谢紊乱,供应一些必需氨基酸来延缓肾功能衰竭的进展,改善肾脏微循环,影响残余肾功能的代谢状态,具有降低尿素氮、血肌酐、免疫调节以及减少蛋白尿等作用,从而延缓肾功能衰竭的进展。积雪草含三萜皂苷,可抑制成纤维细胞增生,防止发生粘连,缓解粘连形成;配合大黄能消散结,有利于消除肾内微结,有防止肾纤维化的效果,而实现这些功能,与细胞因子有着密切的关系;首乌抗贫血,改善肾脏的血流量,降低血小板聚集及抗血栓形成,促进机体非特异性免疫功能,使肾小球和肾小管得到修复再生。

大医之法三:益气养阴方

搜索

(1)方药中验方

药物组成:

脾系:党参、苍术、白术、茯苓、甘草、青皮、陈皮、黄精、当归、焦山楂、神曲、丹参、鸡血藤、柴胡、姜黄、郁金、薄荷。

肾系:参芪麦味地黄汤。

脾肾气阴两虚:党参、黄芪、天冬、麦冬、五味子、生地、苍术、白术、山萸肉、丹皮、茯苓、泽泻、怀牛膝、车前子、竹茹、黄连。

功效:益气养阴。

主治:慢性肾功能衰竭证属气阴两虚型。

加减:气虚重者加东北人参,另煎兑入;偏阴虚者加西洋参,另煎兑入。

> [许家松,聂莉芳,林秀彬,等.方药中诊治慢性肾功能衰竭常规.中国医药学报,1992,7(2):5]

(2)王自敏验方

药物组成:人参、黄芪、地黄、山药、山萸肉、丹皮、茯苓、泽泻。

功效:益气养阴。

主治:慢性肾功能衰竭证属气阴两虚型。

> [周硕果.王自敏教授治疗慢性肾衰竭临床经验.中国中西医结合肾病杂志,2004,5(5):252]

(3)石景亮验方

药物组成:黄精、生地黄、丹参、赤白芍、牛膝、地龙、元参、生大黄、茯苓、泽泻、白茅根、石韦。

功效:益气养血,滋阴降浊。

主治:慢性肾功能衰竭证属气血阴虚,浊毒内停型。

[石显方,傅文录．石景亮教授治疗慢性肾功能衰竭的经验．四川中医,2006,24(1):1]

(4)刘明验方

药物组成:一贯煎加减(生地、北沙参、当归、枸杞子、麦冬、川楝子)。

功效:益气养阴。

主治:慢性肾功能衰竭证属气阴两虚型。

加减:若气虚重者加太子参15g或党参15g;中焦湿热者加藿香15g,佩兰15g,法半夏10g,陈皮12g;肾虚腰痛者加桑寄生15g,牛膝10g,木瓜15g;肝郁气滞者加柴胡10g,制香附10g,郁金10g。

[丁宁,王圣治．刘明治疗慢性肾功能衰竭经验．北京中医药,2008,27(8):600]

(5)阮诗玮验方

药物组成:黄芩3g,麦冬12g,地骨皮6g,车前子10g,甘草3g,石莲子15g,茯苓10g,黄芪15g,党参15g,丹参15g,大黄5g,桑葚子15g,柴胡5g。

功效:益气阴,清心火,交心肾。

主治:慢性肾功能衰竭证属气阴两虚,上盛下虚型。

[骆杰伟．阮诗玮辨治慢性肾功能衰竭经验．中医杂志,2008,49(4):313]

(6)马居里验方

药物组成:黄芪、西洋参、山药、生熟地、山萸肉、茯苓、丹皮、当归、川芎、炙甘草。

功效:益气养阴。

主治:慢性肾功能衰竭证属气阴两虚型。

加减:水湿盛(水肿、胸水、腹水)加泽泻、车前子、益母草等或合胃苓汤加减利水渗湿；湿浊盛（肢体困重，食少纳呆、恶心，脘腹胀满，口中黏腻，舌苔厚腻）合黄连苏叶汤（黄连、陈皮、半夏、苏叶、苍术、茯苓、干姜）加减化湿泄浊。

［朱海慧，苏衍进．马居里教授治疗慢性肾功能衰竭的临床经验．陕西中医学院学报，2010，33（3）：18］

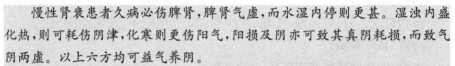

大医有话说

　　慢性肾衰患者久病必伤脾肾，脾肾气虚，而水湿内停则更甚。湿浊内盛化热，则可耗伤阴津，化寒则更伤阳气，阳损及阴亦可致其真阴耗损，而致气阴两虚。以上六方均可益气养阴。

　　方药中在治疗此病时根据自己的经验，分为脾系和肾系以不同药方予以针对性的治疗。其脾系定位主要依据：①既往有长期脾胃病史，或发病前经常出现脾胃症状，属中医脾虚体质；②发病在长夏雨湿季节或与受潮湿明显相关或在雨湿季节病情加重；③发病时表现为脾胃症状；④目前亦以脾胃症状为主要症状，如浮肿、纳差、恶心、呕吐、腹满、便溏、腹泻、疲乏、肢体无力等；⑤形体偏胖或腰以上肿明显，面色萎黄或苍黄无华，舌体胖、质嫩润、有齿痕、苔薄白润、脉沉濡、中取大于沉取；⑥既往服健脾益气之剂有效。而肾系定位主要依据有：①既往有较长期的肾、膀胱病史，或发病前经常出现肾、膀胱症状，属中医肾虚体质者；②病在冬季或与受寒明显相关或遇寒冷加重者；③发病时表现肾、膀胱症状者；④目前亦以肾、膀胱症状为主要症状，如腰痛酸、尿少、夜尿多、尿不畅或频急痛、耳鸣、阳痿、遗精；⑤浮肿、腰下肿为甚，面色微黑、脉沉者；⑥既往服补肾药物有效者。故治疗方法两系也有所区别，脾胃气阴两虚证治宜健脾益胃，气阴两补。方用补中益气汤、益胃汤、消胀散复方，或用加味异功散。肾气阴两虚证则治宜肝肾气阴两补，方用参芪麦味地黄汤。而脾肾均气阴两虚则以参芪麦味地黄汤加减。

　　王自敏此方以出自《沈氏尊生书》的参芪地黄汤加减。王自敏认为此疾病机本虚标实，寒热错杂，所以选药不宜大苦、大寒、大燥、大温，而宜性平为佳，调和阴阳。故方中以人参、黄芪益气，地黄、山药和山萸肉养肾阴，祛湿没用黄连、黄芩等，而是用茯苓、泽泻淡渗利湿，祛湿而不伤阴。

　　石景亮此方为其经验方滋阴保育汤。石景亮据其数十年的临证经验认为邪毒内蕴才是慢性肾衰的真正病机所在，故治疗时本着"给邪以出路"的原则，在此方中主要体现在用地龙(即蚯蚓)清热利尿，生大黄泻热通肠，凉血解毒，茯苓、泽泻淡渗利湿，以及石韦利水通淋而泻热。且有研究显示地龙具有减轻肾纤维化的功能。

刘明认为，气阴两虚更易使中阳不运，浊气上逆则呕恶更甚，亦可使湿热之邪停阻下焦，故应在一贯煎的基础上酌情应用祛湿泄浊法，此法旨在通畅腑气，使水湿浊毒从大便排出，是减缓疾病进展的关键。基础方一贯煎功用滋阴疏肝。方中重用生地滋阴养血以补肝肾为君；沙参、麦冬、当归、枸杞子配合君药滋阴养血生津以柔肝为臣；更用少量川楝子疏泄肝气为佐、使。祛湿泄浊常用陈皮、法半夏和胃降浊；茯苓、滑石、草果祛湿，或以泽泻利湿泄浊。应当注意的是，通腑泄浊法是为邪实内蕴而设，当中病即止，不可过量，以免耗损正气，引起水、电解质平衡失调。

阮诗玮此方出自《太平惠民和剂局方》。功能益气阴，清心火，交心肾，治心中郁积，抑郁烦躁，思虑劳力，上盛下虚，心火炎上，阳浮于外。其中方中石莲子清心火而交心肾，地骨皮、黄芩益阴以退虚热。对肾功能衰竭患者伴有精神症状，如烦躁不安、嗜睡等，表现为上盛下虚者，此方较为适宜。

马居里在治疗慢性肾衰的过程中将大黄合参芪地黄汤(黄芪、党参、熟地、山药、山萸肉、丹皮、茯苓)为主方灵活加减改变方药补益的阴阳属性。本方适用于肾衰代偿期、邪实不明显，以水湿、湿浊多见之时。将大黄和参芪地黄汤中的党参易为滋阴养肾的西洋参，西洋参相比较党参，党参性平而西洋参性凉，党参归脾肺二经，而西洋参归肾经，故西洋参更长于滋肾阴；除此之外又加入当归、川芎、炙甘草以加强补血益气之功，正所谓气血兼顾。

大医之法四：阴阳双补方

搜索

(1)帅焘验方

药物组成：熟地 15g，附子 15g，枣皮 20g，山药 20g，丹皮 20g，巴戟 15g，肉桂 5g，车前子 30g，茯苓 30g，泽泻 15g，牛膝 30g。

功效：阴阳双补，化气行水。

主治：慢性肾功能衰竭证属阴阳两虚型。

加减：阴虚甚者加二至丸，阳虚重者加仙茅、仙灵脾。

[龙渊,朱志.帅焘主任治疗慢性肾功能衰竭的经验.云南中医中药杂志,2002,23(3):3]

(2)王自敏验方

药物组成:地黄、山药、山茱萸、茯苓、丹皮、泽泻、炮附子、桂枝、牛膝、车前子、黄芪、当归。

功效:滋阴温阳。

主治:慢性肾功能衰竭证属脾肾阳虚及肝肾阴虚型。

[周硕果.王自敏教授治疗慢性肾衰竭临床经验.中国中西医结合肾病杂志,2004,5(5):252]

(3)马居里验方

药物组成:西洋参、黄芪、生地、山药、山萸肉、制附子、肉桂、泽泻、丹皮。

功效:脾肾双补,气血兼顾。

主治:慢性肾功能衰竭证属阴阳两虚型。

[朱海慧,苏衍进.马居里教授治疗慢性肾功能衰竭的临床经验.陕西中医学院学报,2010,33(3):18]

大医有话说

阴阳两虚经常出现在慢性肾功能衰竭的后期,由于病情迁延日久,湿浊、瘀血都可以化热伤阴,又可寒化伤阳,或阳伤及阴,或阴伤及阳,最终都致阴阳两伤。以上三方均为阴阳双补之剂。

帅焘此方为济生肾气丸加减,原方去山萸肉,加入枣皮与巴戟。济生肾气丸是张仲景的方剂,可温肾化气,利水消肿。主要用于肾虚水肿,腰膝酸重及小便不利。相关实验研究显示:济生肾气丸能改善慢性肾功能衰竭的体征和组织病理变化,纠正电解质紊乱,减少24小时尿量,改善肾功能,清除自由基,纠正酸碱平衡失调。在原方中加入的枣皮其实是山茱萸的果肉,性酸微温,入肝、肾经,可以补肝肾,涩精气,固虚脱。巴戟则可补肾阳,强筋骨,祛风湿。全方共奏阴阳双补之功。

王自敏此方为济生肾气丸合当归补血汤加减。方中以地黄、山药、山茱萸补阴,炮附子、桂枝、牛膝养阳。茯苓、丹皮、泽泻及车前子泄浊,黄芪益气,当归补血活血。可谓气血阴阳都有所顾及。

马居里认为此证型多出现在慢性肾功能衰竭的尿毒症期,当患者肾替代治疗症状仍不能缓解时,可辨证地加用中药以减轻症状。邪实在本期中处于主导地位,浊毒壅盛三焦闭塞不通,治疗以泄浊排毒为主。故以半夏泻心汤、黄连温胆汤、温脾汤等加减。

大医之法五:活血祛瘀方

搜索

(1)陈以平验方

药物组成:黄芪 30g,川芎、葛根各 15g,杜仲、桑寄生、枸杞子各 20g,益母草、党参、丹参各 30g,制大黄 12g,地骨皮 30g,炙黄芩 12g,莲子肉 30g,白术 15g。

功效:益气活血。

主治:慢性肾功能衰竭证属气虚血瘀型。

> [朱戎.陈以平治疗慢性肾功能衰竭经验撷菁.辽宁中医杂志,2005,32(7):649]

(2)李学铭验方

药物组成:黄芪、桃仁、红花、牛膝、炒地龙、川芎、石见穿、落得打等。

功效:益气活血。

主治:慢性肾功能衰竭证属气虚血瘀型。

加减:若瘀血入络,可加全蝎、地龙、地鳖虫、炮甲片等破血通络止痛;气滞较重者可加川楝子、香附、青皮疏肝理气止痛;血瘀经闭痛经者可加香附、益母草理气活血调经等。

> [于建根,李学铭,马红珍.李学铭治疗慢性肾功能衰竭常用六法.浙江中医杂志,2007,11(42):621]

(3)阮诗玮验方

药物组成:连翘 6g,葛根 10g,柴胡 5g,牡丹皮 6g,大黄 6g,红花 3g,当归 6g,生地黄 10g,玄参 6g,枳壳 6g,赤芍 10g,甘草 3g,黄芪 15g,丹参 10g,六月雪 10g。

功效：益气活血。

主治：慢性肾功能衰竭证属气虚血瘀型。

> ［骆杰伟．阮诗玮辨治慢性肾功能衰竭经验．中医杂志，2008，49（4）：313］

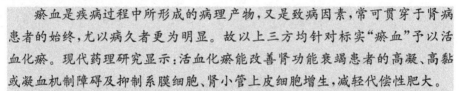

大医有话说

　　瘀血是疾病过程中所形成的病理产物，又是致病因素，常可贯穿于肾病患者的始终，尤以病久者更为明显。故以上三方均针对标实"瘀血"予以活血化瘀。现代药理研究显示：活血化瘀能改善肾功能衰竭患者的高凝、高黏或凝血机制障碍及抑制系膜细胞、肾小管上皮细胞增生，减轻代偿性肥大。

　　陈以平认为，肾衰伴有血液流变学的异常、高纤维蛋白原血症，肾活检可见肾小球的广泛硬化、肾小管间质的纤维化，以及肾小球管的硬化闭塞，这与中医对肾病的"瘀血"认识是一致的。此方为以王清任的补阳还五汤为基础，创立的陈氏尿C方。方中重用黄芪、党参，大补脾胃之元气，使气旺血行，瘀去络通。川芎、丹参行气活血，黄芩酒炙，即清热又有活血之效。且现代药理研究显示，黄芩具有抗血小板聚集及抗凝的作用。地骨皮清虚热。制大黄清血分热毒，逐瘀通经。不忘此病以本虚标实为基本病机，故以杜仲、桑寄生、枸杞子及白术健脾养肾，莲子肉交通心肾。

　　李学铭认为本病患者病程日久，肾气亏虚，"气行则血行，气滞则血瘀"，由气及血，肾络痹阻致瘀，若情志郁结，气机不畅，或者痰饮等积滞体内，阻遏脉络，都可造成血运不畅，形成瘀血。由于慢性肾功能衰竭患者常见气虚、血寒、血热等致瘀，故治疗上多以补气活血通络为主，方以补阳还五汤、桂枝茯苓丸等方出入。方中桃仁、红花为最常用的活血化瘀之品。石见穿活血化瘀，落得打既有活血消肿止痛，又有清热解毒利水的功效。

　　阮诗玮本方出自《医林改错》，经化裁后，用于治疗肾功能衰竭氮质血症期疗效较好。方中的四逆散有疏调气机之功效，可宣散血分之郁热；牡丹皮、玄参、连翘、葛根、大黄凉血化瘀，疏利三焦，清热解毒。大黄内含有一些必需氨基酸有助营养，且可纠正脂质紊乱等。

大医之法六：凉血止血方

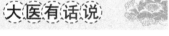

（1）洪钦国验方

药物组成：水牛角（代替犀角）、生地、赤芍、丹皮、地榆、阿胶（熔化）、田七末（冲）。

功效：清营解毒，凉血止血。

主治：慢性肾功能衰竭证属邪入营血，迫血妄行的患者。

> ［刘学耀．洪钦国教授对慢性肾衰竭的病机认识及辨治经验．中国中西医结合肾病杂志，2002，3（5）：255］

（2）石景亮验方

药物组成：犀角（用水牛角代替）、生地黄、赤芍、丹皮、白茅根、三七参、紫草、仙鹤草。

功效：清营解毒。

主治：慢性肾功能衰竭证属营分蕴毒，伤血动血的患者。

> ［石显方，傅文录．石景亮教授治疗慢性肾功能衰竭的经验．四川中医，2006，24（1）：1］

大医有话说

在慢性肾功能衰竭的过程中可出现邪入营血，迫血妄行的变证，且在上述活血化瘀的同时，也应该注意不可过度。临床常见症状有：壮热不退，烦躁渴饮，鼻衄、齿衄、肌衄、呕血或便血，舌质红绛少苔或黄燥苔，脉象洪数或细数。

洪钦国此方以犀角地黄汤合清营汤加减，石景亮此方以犀角地黄汤加减。两位医家都用到了凉血止血的代表方剂：犀角地黄汤。犀角地黄汤用苦咸寒之犀角为君（现为保护自然野生动物，皆用水牛角代替）凉血清心而解热毒，使火平热降，毒解血宁。臣以甘苦寒之生地，凉血滋阴生津，一以助犀角清热凉血，又能止血；一复已失之阴血。用苦微寒之赤芍与辛苦微寒之丹皮共为佐药,清热凉血,活血散瘀,可收化斑之功。四药相配,共成清热解毒,凉血散瘀之剂。洪钦国方中又加入凉血止血,清热解毒的地榆,现代药理研究显示,其水提物可使出血时间明显缩短。阿胶补血止血,滋阴润燥,系我国古老的名贵药材,是我国医药宝库中的珍品之一,与人参、鹿茸并称为"中药三宝"。现代药理研究显示:阿胶有降低血管壁通透性,增强毛细血管抵抗力,改善血管壁的功能。三七又名田七,明代著名的药学家李时珍称其为"金不换"。三七是中药材中的一颗明珠,清朝药学著作《本草纲目拾遗》中记载:"人参补气第一,三七补血第一,味同而功亦等,故称人参三七,为中药中之最珍贵者。"其主要功效为散瘀止血,三七粉为三七的头磨成的粉,三七有"止血神药"之称,散瘀血,止血而不留瘀,对出血兼有瘀滞者更为适宜。石景亮在原方中又加入白茅根、三七参、紫草、仙鹤草,其中三七同用。白茅根凉血止血,清热利尿,现代药理研究显示:本品能显著缩短出血和凝血时间。仙鹤草收敛止血,紫草凉血活血,使全方止血而不留瘀。

大医之法七:清化湿热方

搜索

(1)洪钦国验方

药物组成:黄连、法夏、陈皮、竹茹、枳壳、崩大碗、虎杖、菖蒲、大黄、槐花。

功效:清热解毒,通腑泄浊。

主治:慢性肾功能衰竭证属脾肾衰败,湿热互结的患者。

加减:气阴虚加西洋参;腹泻加火炭母;神志蒙眬加服安宫牛黄丸。

[刘学耀.洪钦国教授对慢性肾衰竭的病机认识及辨治经验.中国中西医结合肾病杂志,2002,3(5):255]

(2)李学铭验方

药物组成:黄连、姜半夏、紫苏、陈皮、竹茹、枳壳、茯苓、甘草、大黄、刘寄奴、白茅根等。

功效:清热解毒,通腑泄浊。

主治:慢性肾功能衰竭证属湿热中阻的患者。

[卞华,吕芹.李学铭教授治疗慢性肾功能衰竭的经验.国医论坛,2002,17(4):13]

(3)帅焘验方

药物组成:黄连 5g,陈皮 30g,半夏 20g,茯苓 30g,枳实 20g,厚朴 20g,竹茹 10g,波蔻 10g,苍术 30g,甘草 5g。

功效:清热化湿,行气降浊。

主治:慢性肾功能衰竭证属湿热内蕴的患者。

加减:热甚者加黄芩、黄柏;湿浊甚者加藿香、佩兰、苡仁、车前子;痰湿内困者加胆南星、菖蒲;皮肤瘙痒者加地肤子、白鲜皮。

[龙渊,朱志.帅焘主任治疗慢性肾功能衰竭的经验.云南中医中药杂志,2002,23(3):3]

(4)陈以平验方

药物组成:柴胡 9g,黄芩、白术各 12g,白芍 20g,枸杞子 15g,菊花 12g,紫苏 20g,川黄连 6g,半夏 10g,砂仁 6g,六月雪 30g,制大黄 12g。

功效:扶正祛邪,化湿清热。

主治:慢性肾功能衰竭证属湿浊内停,郁而化热的患者。

[朱戎.陈以平治疗慢性肾功能衰竭经验撷菁.辽宁中医杂志,2005,32(7):649]

(5)阮诗玮验方

药物组成:

夏季:西洋参 2g(另炖),石斛 10g,荷叶 10g,麦冬 10g,黄连 3g,知母 5g,竹叶 6g,山药 10g,甘草 3g,大黄 5g,桑葚子 10g,桑寄生 10g,山茱萸 10g,丹参 15g。

秋冬季:黄芪 15g,太子参 15g,升麻 3g,葛根 10g,黄柏 5g,黄连 3g,大黄 5g,当归 6g,神曲 5g,陈皮 5g,白术 6g,五味子 5g,青皮 5g,麦冬 10g,苍术 6g,泽泻 5g,丹参 10g,桑葚子 10g。

功效:凉血化瘀,疏风化湿,宣泄三焦。

主治:慢性肾功能衰竭证属三焦壅滞证的患者。

［骆杰伟．阮诗玮辨治慢性肾功能衰竭经验．中医杂志，2008，49（4）：313］

(6)马居里验方

药物组成：川连、竹茹、枳实、半夏、橘红、甘草、生姜、茯苓、黄芩、苏叶、蒲公英、虎杖等。

功效：清热解毒，化湿泄浊。

主治：慢性肾功能衰竭证属湿热壅塞中焦的患者。

［朱海慧，苏衍进．马居里教授治疗慢性肾功能衰竭的临床经验．陕西中医学院学报，2010，33（3）：18］

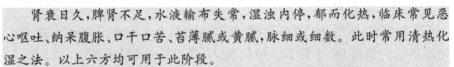

大医有话说

　　肾衰日久，脾肾不足，水液输布失常，湿浊内停，郁而化热，临床常见恶心呕吐、纳呆腹胀、口干口苦、苔薄腻或黄腻，脉细或细数。此时常用清热化湿之法。以上六方均可用于此阶段。

　　洪钦国此方以黄连温胆汤之意清热化湿，枳壳、虎杖和大黄相互配合，通腑泄热，清热解毒；崩大碗即落得打，功效为清热利湿，解毒消肿，辟秽开窍；菖蒲宣逐痰解毒。

　　李学铭此方也以黄连温胆汤为主，同时也用到了枳壳、大黄通腑泄热，上方以槐花凉血止血，此方以白茅根凉血止血；刘寄奴破血通经。从以上两方可见，在慢性肾功能衰竭的治疗过程中，无论什么证型，均应参照此病的病理特点，适当予以辅证的治疗，例如这两方就都注意在清热化湿的同时不忘凉血止血以防止血热破血妄行，而李学铭此方还以刘寄奴活血，可谓始终不忘"止血而不留瘀"之原则。

　　帅焘此方仍以黄连温胆汤加减。此方中没用枳壳宽肠下气，而用厚朴行气消积，燥湿除满，作用相似。方中波蔻即白豆蔻，同样可以行气宽中，充分体现了"气行则水行"的道理。此方保留了黄连温胆汤中的茯苓淡渗利湿，并用苍术燥湿健脾，故全方祛湿之力更强。

　　陈以平此方以张仲景小柴胡汤之意，扶正祛邪，化湿清热，创立验方陈氏尿B方加减。方中菊花、紫苏疏风散热，柴胡驱除于半表半里之邪，三黄清热燥湿，佐以白术、白芍、半夏及砂仁健脾以治本，枸杞平补肝肾，六月雪健脾利湿，舒肝活血。

阮诗玮遵循辨治思维，依据"看天，看时"，在夏季用王氏清暑益气汤加减，秋冬季用李东垣清暑益气汤加减治疗本病。这两首方剂用药特点轻扬，王孟英方见于《温热经纬》，加减方中的荷叶、竹叶、知母、黄连解毒除烦；西洋参、石斛、麦冬益气养阴生津；山药、桑寄生、桑葚子、山茱萸补肾健脾收敛元阴；大黄、丹参化湿解毒活血。诸药共奏益元气、清浊热之功。李东垣方见于《脾胃论》，加减方中主要以黄芪、太子参、白术、麦冬、五味子、桑葚子益气养阴收敛元阴；黄连、黄柏、大黄苦寒祛浊；苍术苦燥祛湿；青皮、陈皮、神曲等健脾养胃防滋腻太过；升麻、葛根、泽泻升清降浊。可治疗三焦壅滞证：平素气虚、身热头痛、四肢困倦、不思饮食、胸满身重，苔腻脉虚。这两首方剂充分体现凉血化瘀，疏风化湿，宣泄三焦的特点，上宣中清下泄，给邪气以出路，邪去正安。

马居里此方以黄连温胆汤加黄芩、苏叶、蒲公英、虎杖等加强清热解毒化湿泄浊之功，治疗肾衰竭期标实证突出，湿热壅塞中焦气机不通，恶心呕吐等消化道症状较明显之时。

大医之法八：通腑导浊方

搜索

(1)李学铭验方

药物组成：

口服：黄连、黄芩、大黄、薏苡仁、泽泻、刘寄奴、土茯苓、白花蛇舌草等。

灌肠：生大黄、生牡蛎、蒲公英、六月雪各 30g，浓煎一汁，药量100～200ml，在肠道中保留1小时，以半个月为1个疗程，连续2～4个疗程为宜。

功效：通腑泄浊。

主治：慢性肾功能衰竭证属湿浊蕴结的患者。

> ［卞华，吕芹．李学铭教授治疗慢性肾功能衰竭的经验．国医论坛，2002,17(4):13～14］

(2)郭恩绵验方

药物组成：

口服以化浊：藿香、佩兰、砂仁、半夏、苍术、白蔻、大黄等为基本组方。

灌肠以泄浊：大黄、牡蛎、白头翁。

药浴以散浊：麻黄、藿香、大黄、土茯苓、黄连、白鲜皮、地肤子等药物包煎半小时后，将药汁置入浴缸内，加入适量温水。患者浸泡其中约20～30分钟，待微微发汗即出。

敷脐以驱浊：神阙穴中药敷脐方法辅助治疗慢性肾功能衰竭。并配合神灯照射以使局部血液循环加速，促进药物充分吸收，对改善症状亦有良效。

功效：化浊解毒。

主治：慢性肾功能衰竭证属湿浊蕴结的患者。

> [李牧，张力洁．郭恩绵治疗慢性肾功能衰竭经验．辽宁中医杂志，2003，9(30)：698]

(3)石景亮验方

药物组成：黄芪、制附片、肉桂、女贞子、旱莲草、茯苓、车前子、泽泻、石斛、山萸肉、麦冬、枸杞子、仙灵脾、巴戟天、肉苁蓉、紫河车、白茅根、丹参、半夏、白术、生大黄、六月雪。

功效：调补脾肾，化瘀降浊。

主治：慢性肾功能衰竭证属湿浊阻滞的患者。

加减：水肿偏甚者方用温脾汤加减：制附片、干姜、炙甘草、人参、大黄、猪苓、茯苓、白术、厚朴、黄连、吴茱萸。便秘偏甚者方用济川煎加大黄：当归、怀牛膝、肉苁蓉、泽泻、升麻、枳壳、大黄、槟榔、厚朴。对呕吐不止、不能进药者，可用中药保留灌肠。

> [石显方，傅文录．石景亮教授治疗慢性肾功能衰竭的经验．四川中医，2006，24(1)：2]

(4)叶景华验方

药物组成：大黄、土茯苓、徐长卿、王不留行子、半夏、陈皮。

功效：凉血化瘀，疏风化湿，宣泄三焦。

主治：慢性肾功能衰竭证属湿浊瘀毒阻滞的患者。

加减：脾肾气血虚亏者用参、芪、术以补气健脾；有阳虚者加熟附块、仙灵脾；肝肾阴亏，肝阳上亢者用知母、黄柏以滋阴泻火，钩藤、白蒺藜以平肝；阴亏甚者加生地黄、枸杞子。

[邵国强,周彩琴.叶景华络病论治慢性肾衰经验.中医文献杂志, 2007,3:41]

(5)刘明验方

药物组成:制大黄、陈皮、法半夏、茯苓、滑石、草果仁、泽泻、生地、山药。

功效:健脾养肾,渗湿泄浊。

主治:慢性肾功能衰竭证属湿浊蕴结的患者。

[丁宁,王圣治.刘明治疗慢性肾功能衰竭经验.北京中医药, 2008,27(8):600]

(6)郑平东验方

药物组成:

热浊证:人参、附子、大黄、黄连、生半夏、生姜、茯苓、竹茹、枳实、六月雪。

寒浊证:人参、附子、大黄、吴茱萸、生半夏、生姜、肉桂、茯苓、厚朴、紫苏、赭石等。

功效:扶正降浊。

主治:慢性肾功能衰竭证属肾病及脾,浊气上逆的患者。

[高建东,王琛,侯卫国.郑平东治疗慢性肾功能衰竭经验.中医杂志,2008,49(6):498]

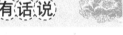

慢性肾功能衰竭患者病程日久,脾胃功能多虚,运化失司,肾司开阖无力,则升降出入失常,饮食不化精微而致水湿,凝聚成痰,郁滞成浊。常见临床表现有:胃纳不香,时感恶心,大便黏腻不畅或秘结等。以上六方中均蕴含了降浊的思想。祛湿泄浊法旨在通畅腑气,使水湿浊毒从大便排出,是减缓疾病进展的关键。故以上几方中多次用到大黄,通腑泄浊。现代医学研究亦表明,通腑泄浊法可通过刺激肠黏膜,使肠道充血,增加毛细血管通透性,促进体内氮质代谢产物随肠道分泌液排出体外。

李学铭此方以三黄泻心汤为主,黄连、黄芩、大黄清热解毒泄浊,在此基础上加入薏苡仁、泽泻健脾利湿,刘寄奴破血通经,土茯苓解毒除湿,而白花蛇舌草则既能清热解毒又能利尿除湿,故全方适用于湿浊化热,且热象较明显的慢性肾功能衰竭患者。

郭恩绵针对慢性肾功能衰竭的各期,提出了"化浊、驱浊、散浊、泄浊"的治浊四法,并指出治此顽疾应以中药口服化浊为主,联合应用灌肠、药浴、敷脐等外治方法进行综合治疗,以使邪去正安。口服化浊方中,藿香、佩兰、砂仁、白蔻等芳香化浊。另以,大黄解毒泄浊通腑,在此基础上根据临床症状辨证加减。灌肠方中,重用大黄以通腑泄浊,并能改善格拒症状,配以牡蛎佐制大黄,白头翁解毒抑菌,偏热者配以徐常卿,偏寒者配以附子。全方具有通腑泄浊、抑菌消氮的作用。本法为郭老最常应用的外治方法,体现了治顽疾应遵祛邪为急之旨。中药药浴疗法是祖国医学中古老而独具特色的治法。郭老于此法特别强调要"轻取其汗",防止肾衰患者正气护卫不足而使"气随液脱",犯"虚虚"之过。方以解表开腠,活血化瘀。此法不适于高血压、冠心病、心功能不全、有出血倾向、皮肤疾患及年老体弱者。"任维诸脉,交通阴阳",神阙穴为任脉主穴之一,为百脉之所聚,真气之所系,可主治腹泻、癃闭、水肿、虚劳诸症,加之神阙穴的皮肤浅薄,药物渗入性强,可持续、充分地发挥中药药理作用。

石景亮此方适用于湿毒内阻,大便不通的患者,且症状偏于寒像,症见表情淡漠,呕吐频作,大便秘结或果酱样,大便量少而不畅,水肿,屎少或无尿,舌胖淡,苔白腻水滑。治宜温补脾肾,通腑导浊。此方为温脾汤加减,出自《备急千金要方》,方中附子、肉桂、仙灵脾、巴戟天、肉苁蓉、紫河车温阳祛寒,黄芪、白术益气补脾,大黄荡涤积滞。女贞子、墨旱莲补肾,石斛、麦冬养阴生津,诸药相配,脾肾双补,阴阳两调,使寒邪去,积滞行,脾阳复,则诸症可愈。

叶景华此方中大黄泄浊化瘀解毒,土茯苓解毒利湿,留行子祛瘀通经,徐长卿祛风解毒利水,作为本病的专方专药,用于疏通肾之络脉。

刘明此方以温胆汤化裁加制大黄补泻兼施。方中制大黄苦寒沉降,力猛善行,走而不守,能"荡涤肠胃,推陈致新"。现代药理研究表明,大黄中含有大黄蒽酮葡萄糖苷,能通过抑制肾小球和膜细胞 DNA 和蛋白质合成而引起系膜细胞生长抑制,减缓残存肾小球硬化。大黄制用可防泄浊太过而伤正气。陈皮、法半夏和胃降浊;茯苓、滑石、草果祛湿;生地、山药补肾固精;泽泻利湿泄浊,且可防生地滋腻恋邪。

郑平东把肾病及脾，浊气上逆之证分为热证和寒证，热证用温脾汤合黄连温胆汤加减，寒证用温脾汤合吴茱萸汤加减。可见温补脾阳，攻下冷积的温脾汤是治疗湿浊的要方。

大医之法九：燥湿化痰方

搜索

(1)李学铭验方

药物组成：海藻、昆布、半夏、川贝母、苍术、白术、厚朴、藿香、土茯苓、车前草等。

功效：燥湿化痰。

主治：慢性肾功能衰竭证属痰湿内蕴的患者。

加减：治热痰，可加猫人参、猫爪草、天葵子，清热散痰；而治疗寒痰，李师常以阳和汤化裁，以白芥子、当归、干姜三味药物，取白芥子辛温，温化寒痰，干姜辛热，温通血脉，加当归补血，使温散而不伤正；治疗风痰常以半夏白术天麻汤出入，药以天麻、僵蚕、白术、半夏等化痰祛风。

> ［卞华，吕芹．李学铭教授治疗慢性肾功能衰竭的经验．国医论坛，2002，17(4)：13］

(2)石景亮验方

药物组成：石菖蒲、炒栀子、郁金、连翘、佩兰、白芥子、炙麻黄、苍术、杏仁、生石膏、白蔻仁、生苡仁、通草、天竺黄、胆南星、淡竹叶、丹皮、鲜竹沥。

用法：每次用汤药送服苏合香丸1丸。

功效：涤痰开窍。

主治：慢性肾功能衰竭证属痰湿内蕴的患者。

> ［石显方，傅文录．石景亮教授治疗慢性肾功能衰竭的经验．四川中医，2006，24(1)：1］

大医有话说

　　李学铭认为,慢性肾功能衰竭患者,特别是老年人,"多瘀多痰",因此在使用化瘀泄浊等法之时,多加用祛痰药物。此方以海藻玉壶汤之意,海藻、昆布、川贝燥湿化痰,并以苍术、厚朴加强燥湿化痰之力,所谓"善治痰者,不治痰而治气,气顺则一身之津液亦随气而顺矣";佐以藿香、半夏化湿和胃;土茯苓、车前草除湿。

　　石景亮此方为治疗湿浊壅塞,上蒙清窍之剂,症见神昏谵语或嗜睡,口臭,痰多气粗,舌体胖大,舌苔厚腻。故在用药上与上方相比,一派涤痰开窍之药物。石菖蒲辛开苦燥温通,芳香走窜,不但有开窍醒神之功,且兼具化湿、豁痰、辟秽之效,故擅长治痰湿秽浊之邪,蒙蔽清窍所致之神志昏乱。白芥子温肺豁痰利气,朱震亨云:痰在胁下及皮里膜外,非白芥子莫能达。胆南星与鲜竹沥皆可清热化痰。天竺黄清热豁痰,凉心定惊。杏仁祛痰止咳、平喘、润肠、下气开痹,亦是治痰之要药,无论寒痰热痰皆可使用。可见全方以治疗热痰为主,豁痰开窍,清热化湿。

大医之法十:镇肝熄风痰方

搜索

(1)方药中验方

药物组成:天麻、杭菊花、钩藤。

功效:补脾疏肝,平肝潜阳。

主治:慢性肾功能衰竭证属肝阳上亢的患者。

加减:以胸胁胀满为主者,可加入疏肝饮(柴胡、姜黄、郁金、薄荷);痛者可加入金铃子散;以肢体震颤痉挛为主者,可加入白芍、地龙、生龙骨、生牡蛎等;以皮肤瘙痒为主者,可加入荆芥穗、防风、地肤子;以眩晕为主者,可加入天麻、钩藤、杭菊花。

> [许家松,聂莉芳,林秀彬,等.方药中诊治慢性肾功能衰竭常规.中国医药学报,1992,7(2):5]

(2)洪钦国验方

药物组成:羚羊角片 2g(另煎),钩藤 18g(后下),桑叶 12g,川贝 9g,竹茹 15g,生地 20g,菊花 12g,茯苓 20g,石决明 30g,生牡蛎 60g。

功效：育阴熄风。

主治：慢性肾功能衰竭证属肝风内动的患者。

[刘学耀．洪钦国教授对慢性肾衰竭的病机认识及辨治经验．中国中西医结合肾病杂志，2002，3(5)：255]

(3)帅焘验方

药物组成：生地 15g，首乌 20g，枸杞 15g，牛膝 30g，代赭石 30g，生龙牡各 30g，杭芍 20g，甘草 10g。

功效：育阴熄风。

主治：慢性肾功能衰竭证属肝风内动的患者。

加减：疲乏无力者加生黄芪、太子参；口干渴者加麦冬、玉竹。

[龙渊，朱志．帅焘主任治疗慢性肾功能衰竭的经验．云南中医中药杂志，2002，23(3)：3]

(4)石景亮验方

药物组成：羚羊角、钩藤、天麻、生地黄、菊花、茯神、白芍、天冬、桑叶、生石决明、珍珠母、玄参、生牡蛎、怀牛膝、代赭石、浙贝、竹茹。

功效：镇肝熄风。

主治：慢性肾功能衰竭证属肝阳上亢的患者。

[石显方，傅文录．石景亮教授治疗慢性肾功能衰竭的经验．四川中医，2006，24(1)：1]

(5)郑平东验方

药物组成：人参、生地黄、白芍、麦冬、阿胶、生牡蛎、龟甲、鳖甲、五味子、鸡子黄等，重者可用至宝丹，也可以羚羊钩藤饮加减。

功效：平肝熄风，育阴潜阳。

主治：慢性肾功能衰竭证属肝阳上亢的患者。

[高建东，王琛，侯卫国．郑平东治疗慢性肾功能衰竭经验．中医杂志，2008，49(6)：498]

大医有话说

慢性肾功能衰竭日久,肾病及肝,肝风内动,此为该病病程中后期一重要的变证。风分四类,此阶段所生之风多为肾虚肝阳相对偏亢所致。

方药中此方仅三味药,故仅为肝阳上亢基础方,具体应根据兼证予以相应的加减。天麻、钩藤为清肝熄风之天麻钩藤饮中的两味要药,菊花疏风散热,故为针对肝热生风导致的头晕、头胀所设。在此病中,本质为肾虚肝旺,故治宜补肾佐以养肝、疏肝、平肝。

洪钦国此方所治之证同样为头晕头痛,四肢抽搐,甚至癫痫发作。治宜育阴熄风,用三甲复脉汤、羚羊钩藤汤加减。三甲复脉汤出自《温病条辨》,由炙甘草、干地黄、生白芍、麦冬、阿胶、麻仁、生牡蛎、生鳖甲、生龟甲组成,功用滋阴潜镇。平肝熄风,清热止痉的羚羊钩藤汤是治疗肝经热盛,热极生风的常用方。善治肝经热盛,热极动风所致的高热不退,烦闷躁扰,手足抽搐,甚至神昏,发为惊厥、舌绛而干,脉弦而数。此方中保留了羚角钩藤汤的大部分药物。此外,本方中去甘草、白芍、麦冬、阿胶、麻仁,但留生地滋阴。三甲也仅留用生牡蛎,配合羚角钩藤汤之标之意更显。

帅泰此方则相对上方较为平和,以代赭石、生龙牡潜阳熄风,余药皆以滋养肝肾,育阴治本为主。

石景亮此方同样以用羚羊钩藤汤加减,临床症见发热头痛头晕,视物昏花,烦闷躁扰,手足抽搐或筋惕肉瞤,舌质干绛,脉弦而数。加入石决明、珍珠母、生牡蛎、代赭石潜阳熄风,以及善治内风又善治外风的天麻、玄参、白芍、天冬养阴柔肝生津,怀牛膝补益肝肾,李时珍说它"滋补之功,如牛之力"。

郑平东此方以大定风珠加减。大定风珠同样出自《温病条辨》,"热邪久羁,吸烁真阴,或因误表,或因妄攻,神倦瘈疭,脉气虚弱,舌绛苔少,时时欲脱者,大定风珠主之"。适用于四风中的阴虚风动症,症见头痛眩晕,烦躁易怒,唇舌、手指震颤,甚则四肢抽搐,舌干光红,苔多黄燥干剥,脉虚弦细数。又以神倦瘈疭,脉虚弱,舌绛苔少为辨证要点,若阴液虽亏而邪热犹盛者,非其所宜。此方在大定风珠的基础还加入了大补元气的人参,可见重在补虚以达到熄风的功效。

第5章 名医出妙方，轻松摆脱肾盂肾炎

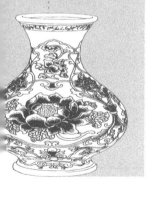

肾盂肾炎（pyelonephritis）是指肾脏肾盂的炎症，大都由细菌感染引起，一般伴下泌尿道炎症。根据临床病程及进展，可分为急性及慢性两期，慢性肾盂肾炎是导致慢性肾功能不全的重要原因。

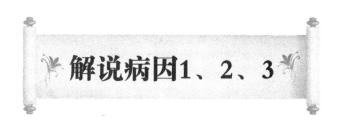

1. 肾虚湿热

《诸病源候论》云："诸淋者,皆肾虚而膀胱生热也。"这一病机特点尤为适用于慢性肾盂肾炎患者。肾虚是劳淋反复发作的主要原因。同时,由于湿热屡犯,或湿热留恋不解,耗伤肾阴,病初多为肾阴虚兼夹湿热,病久则肾气亦虚。故肾虚有偏肾阴虚与肾气虚之不同。湿热也有微甚之殊,病初则湿热盛,病久则湿热微。

2. 脾肾两虚

脾肾为后天和先天之本,二者呈互生互养的关系。肾虚日久,脾气必虚,故多见脾肾两虚。肾失所用,脾不生精,形成虚劳的症候。

3. 气滞血瘀

肝脉抵少腹络阴器,肝之疏泄有助于水道通调。劳淋每因情志变化而发作,又多见于女性,可见气滞在劳淋发生中的重要作用。气滞可致血瘀,湿热留恋也致血瘀,病程后期多有血瘀证的临床表现(见图5-1)。

中医治病，先要辨证

1. 急性期

(1)湿热下注:小便淋沥频数,尿急,尿痛,尿道口有灼热感,排尿不畅,

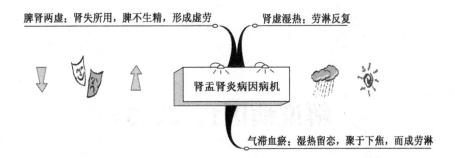

脾肾两虚：肾失所用，脾不生精，形成虚劳　　　肾虚湿热：劳淋反复

肾盂肾炎病因病机

气滞血瘀：湿热留恋，聚于下焦，而成劳淋

图 5-1　肾盂肾炎的病因病机

或尿少，腰部疼痛拒按，苔黄腻，脉濡数或脉滑数。治宜清热利湿通淋。方以八正散加减。

（2）热郁少阳：小便热涩混浊，尿急，尿痛，小腹胀痛不适，寒热往来，胁肋胀痛，心烦口干，默默不欲饮食。治宜清肝利胆通淋。方以小柴胡汤合龙胆泻肝汤加减。

（3）湿热中阻：寒战高热，午后为甚，小溲黄赤，尿时涩疼，口气秽浊，脘腹满闷，饥不欲饮，大便或秘或溏，腰腹疼痛，苔黄腻，脉滑数。治宜清热化湿通淋。方以三仁汤合导赤承气汤加减。

2. 慢性期

（1）脾肾两虚：小便频数，淋涩不已，反复发作，遇劳尤甚，伴有恶心纳呆，腹胀便溏，畏寒肢冷，面浮肢肿，腰酸膝软，舌淡苔白或有齿印，脉沉弱。治宜健脾益肾，清热利湿。方以参苓白术散合知柏地黄丸加减。

（2）肾虚湿热留滞：小便频急，涩痛不已，时好时发，遇劳尤甚，伴乏力多汗，眩晕耳鸣，腰膝酸软，手足心热，口唇干燥，舌红少苔或无苔，脉细带数或沉细。治宜滋阴补肾利湿。方以左归丸加味（见图 5-2）。

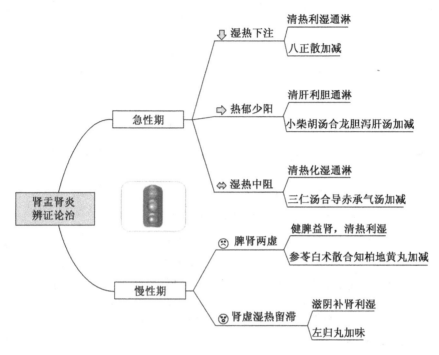

图 5-2 肾盂肾炎的辨证论治

肾盂肾炎的大医之法

大医之法一：利湿通淋方

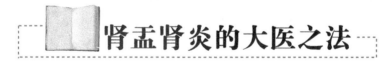

(1)尤松鑫验方

药物组成：山药 10g，薏苡仁 10g，萹蓄 10g，瞿麦 10g，通草 3g，川牛膝 10g，小蓟 15g，竹叶 10g，丝瓜络 10g，石韦 10g。

功效：益肾渗利。

主治：肾盂肾炎证属湿热内蕴型。

加减：寐差加朱灯心 3g，夜交藤 15g，焦山栀 10g；水肿加玉米须 10g，陈葫芦 15g,地枯萝 10g,车前子草各 10g,木通 3g,泽泻 10g;腹胀加莱菔子 10g,宣木瓜 3g。

> [杜斌.尤松鑫治疗慢性肾盂肾炎经验方简介.山西中医药,1996, 15(6):4]

(2)戴舜珍验方

药物组成:土茯苓、白花蛇舌草、连翘、白茅根、萹蓄、瞿麦、滑石、木通、黄柏、蒲公英、车前子、甘草。

功效:清热解毒,利水通淋。

主治:肾盂肾炎证属膀胱湿热,热毒炽盛型。

加减:畏冷发热加柴胡、黄芩;便秘加大黄;气虚不足加太子参、黄芪;阴虚加生地、元参;脾虚加茯苓、薏苡仁;肾虚加枸杞、益智仁、女贞子、旱莲草;瘀血加赤芍、牛膝、丹参。并用鲜金丝草、鲜茅根、鲜车前草煎水代茶。

> [王亚敏,曾宏翔.戴舜珍治疗慢性肾盂肾炎的经验.福建中医药, 1997,28(2):17]

(3)李久荣验方

药物组成:白花蛇舌草、金银花、生地黄、大蓟、小蓟、大黄、蒲黄、萹蓄、瞿麦、白茅根、竹叶、车前草、三七粉。

功效:清热解毒,凉血止血。

主治:急性肾盂肾炎血尿。

加减:发热者加柴胡、黄芩,湿热偏盛者加石韦、黄柏,血热偏盛者加栀子炭、丹皮,尿培养细菌阳性者加蒲公英、土茯苓。

> [杨际平.李久荣治疗肾盂肾炎血尿经验.山东中医杂志,1998,7: 329]

(4)王德祖验方

药物组成:紫珠草 15～30g,乌蔹 30～50g,车前草 15～30g,白花蛇舌草 30～50g,白茅根 30～50g,莪术 10g。

功效:清热利湿解毒,活血化瘀。

主治:肾盂肾炎证属下焦湿热型。

加减:并见恶寒发热、脉浮数、舌苔薄黄者,加柴胡 18～30g,蒲公英、紫花地丁各 30g；腰痛、尿频、尿急不甚显著，且无恶寒发热，而兼见少气困倦、头晕乏力、脉细软、舌淡或正常者，加太子参、黄芪或党参等；尿频、尿急不显著，伴有手足心热，口不渴或微渴，心烦不寐，脉细数，舌正常，或嫩红、苔薄白或薄黄，酌加生地、丹皮、女贞、龟甲、泽泻等药，此症多见于慢性患者；若腰痛绵绵，尿频尿急不甚，小便淡黄或清，面浮白，或见下肢浮肿、按之凹陷有指痕，精神困倦，食欲不振，舌淡，脉沉细者，该汤可用原 1/3 剂量，另加菟丝子、仙灵脾、枸杞、白术、淮山、桑寄生等药；合并结石者，加鸡内金、威灵仙、乌药、金钱草、海金沙、琥珀等。

> [邱灿亮. 王德祖治疗肾盂肾炎经验. 江西中医药, 2000, 4:9]

(5) 李洁生验方

药物组成：通草、黄芩、生大黄、车前草、土茯苓、灯心草、白茅根、石韦、甘草梢。

功效：寒凉清热，淡渗通利。

主治：肾盂肾炎属急性期，体壮邪实者。

加减：如热邪炽盛则以清泻为主，重用黄芩，加栀子、连翘、龙葵；湿浊偏盛，注重配以渗利之药，如泽泻、滑石、薏苡仁等；腹胀便秘，倍用大黄，加枳实；若尿道痛如刀割，小腹胀急，此热结水腑，火邪内炽，李师常加入夏枯草、黄连、木通，以清火导热，散结利尿；兼舌质干裂，苔燥而不润，酌加生地、知母。

> [李龙骧，耿守刚. 李洁生老中医治疗肾盂肾炎经验. 陕西中医,
> 2000, 21(4):167]

(6) 骆继杰验方

药物组成：黄柏、黄芩、甘草 10g, 凤尾草、滑石、车前子、白茅根各 30g, 生地黄 15g。

功效：清热利湿。

主治：肾盂肾炎证属湿热内蕴型。

> [聂梦伦，卢延年. 骆继杰教授诊治肾病经验介绍. 新中医, 2003,
> 1:16]

(7)张志坚验方

药物组成:车前子(包)、鸭跖草、萹蓄草各 30g,六一散(包)、瞿麦、黑山栀各 10g,灯心草 5g,大黄 3g。

功效:清热化湿,利水通淋。

主治:肾盂肾炎证属湿热壅盛型。

[张艳,张志坚,张福产.张志坚治疗慢性肾盂肾炎经验探要.陕西中医,2006,27(12):1552]

(8)戴恩来验方

药物组成:土茯苓、忍冬藤、皂刺、连翘、王不留行、生薏苡仁、乌药等。

功效:清热解毒,利湿通淋。

主治:肾盂肾炎证属下焦湿热型。

加减:若兼见寒热往来、胸胁胀痛、恶心口苦等湿热蕴结肝胆之征象,则治以清热解毒,利湿通淋,合以清泄肝胆,方用尿感汤合小柴胡汤加减,用药为土茯苓、忍冬藤、皂刺、连翘、王不留行、生薏苡仁、柴胡、黄芩等;若有舌质紫暗,脉涩等血瘀表现,又当在对证方中加用莪术、桃仁等药,以活血化瘀;若患者体虚,又当加用少量益气养血补虚之药。

[黄旭.戴恩来教授治疗慢性肾盂肾炎经验.甘肃中医学院学报,2008,4:3]

大医有话说

　　根据本病的临床表现,如尿频、尿急、尿痛、尿意不尽、脓尿及腰痛等来看,大多属中医学的"淋证"、"腰痛"范畴。从历代文献记载中不难发现,历代医家都认为湿热是淋证产生的主要病因,临床表现也可见湿热始终贯穿于本病急性和慢性的全过程。因此,清利湿热乃其基本的治疗法则。

　　尤松鑫认为,正气虚是慢性肾盂肾炎发生的根本原因,邪气入侵是本病形成的基本条件,故治疗时要两者兼顾,但重点还在祛邪,邪去则正易复。本方为其经验方益肾渗利方,方中用萹蓄、瞿麦、通草、小蓟、石韦、竹叶利水渗湿;川牛膝、丝瓜络活血通络利水;山药、薏苡仁培补脾肾,固其根本。诸药合用,可使湿热之邪得清,正气逐渐恢复。由于本病温邪稽留,缠绵难愈,故用药时间宜长,以扶正祛邪,防止复发。

　　戴舜珍此方适用于肾盂肾炎急性发作期，症见尿频急痛，小腹拘急，畏冷发热，腰酸或痛，尿黄或赤，口苦而干，舌红苔黄腻，脉滑或洪数。此方为其自拟方通淋解毒汤，方中土茯苓、白花蛇舌草、蒲公英、黄柏共奏清热解毒之功；连翘疏散外邪；白茅根现代药理研究显示其即可止血，又可利尿、杀菌。萹蓄、瞿麦、滑石、木通、车前子共同利尿通淋，淡渗利湿；甘草调和诸药。

　　李久荣此方专为肾盂肾炎急性期的血尿而设，并认为此血尿多属实证，是因湿热之邪蕴结下焦，热邪灼伤肾与膀胱血络，迫血妄行所致，故血尿量多。方中以白花蛇舌草、金银花清热解毒；生地黄、大黄滋阴清热；大蓟、小蓟、蒲黄、白茅根、三七粉活血止血，止血而不留瘀；萹蓄、瞿麦、竹叶、车前草利尿通淋，清热利湿。

　　王德祖此方为其经验方"紫草乌蕨汤"，方中紫珠草对金黄色葡萄球菌、溶血性链球菌具有较强的抑制作用，对福氏痢疾杆菌、伤寒杆菌、绿脓杆菌等多种细菌有抑制作用。《本草拾遗》中说有"解诸毒物、痈肿、喉痹、飞尸蛊毒、毒肿下瘘"等作用。乌蕨又名小叶野鸡尾，为万能解毒药，其性味苦寒无毒，清利湿热，但又不伤人正气；白花蛇舌草苦、甘，性寒，有清热解毒、利湿之功效，体外实验证明其抗菌作用不很显著，但在体内能通过刺激网状内皮系统增生，促进抗体形成，使网状细胞、白细胞的吞噬能力增强，达到抗菌消炎的目的；白茅根味甘性寒，凉血止血，清热利尿；车前草甘寒，清热利水；莪术辛、苦，性温，有行气止痛，破血祛瘀之功效，为气中之血药。诸药合用，共奏清热利湿解毒，活血化瘀之功效。

　　李洁生此方针对肾盂肾炎急性期，体质壮实者，临床表现为发热恶寒，尿频短涩，滴沥刺痛，欲出未尽及腰痛等。方中黄芩、土茯苓、生大黄清热解毒通便，使热邪有所出路；甘草梢清热解毒，《本草备要》中描述"淋浊证用之"。车前草、通草、灯心草清热利尿通淋；白茅根、石韦凉血止血。全方药力下趋，直达病所，尤具因势利导，分消病势之功。

　　骆继杰此方为其结合多年临床经验创立的柏凤汤。方中黄柏、凤尾草清热利湿为主药；滑石、车前子利尿通淋，兼清湿热；白茅根清热凉血止血；生地黄清热凉血养阴；黄芩清热解毒；甘草既可清热，又可调和诸药。诸药共用，共奏清热利湿，凉血解毒之功效。

　　张志坚此方为八正散化裁，症见尿频，尿热痛急，尿色深黄，或尿中带血；腰酸腰痛，小腹拘急，形寒发热，神疲乏力，口干或渴，或高热或身热不扬,大便秘结或溏,苔黄腻,舌质红,脉滑数。方中重用车前子、鸭跖草、萹蓄草,功在清热利尿通淋;其中鸭跖草行水、清热、凉血、解毒;六一散、瞿麦同样加强其清热利尿之功,黑山栀活血止血;灯心草、大黄使热从大小便而出。

戴恩来此方为其自拟的尿感汤,针对症见突然腰痛、尿频、尿急、尿痛、小腹疼痛、形寒发热、苔黄腻、舌质红、脉濡数等湿热蕴结肾和膀胱之征象。方中土茯苓、忍冬藤清热解毒;皂刺、连翘、王不留行共奏活血拔毒之功;生薏苡仁健脾渗湿;戴恩来认为长期应用清热利湿解毒中药及抗生素的患者,因为清热利湿解毒中药及抗生素皆属于寒凉之品,久用伤阳,阳伤既久又可及阴,出现阴阳两虚等,故加用乌药温阳补肾散寒,以防过分寒凉。

大医之法二:和解少阳方

搜索

(1)谢昌仁验方

药物组成:柴胡、甘草、赤芍、枳壳、姜半夏、青陈皮、炒芩、泽泻、蒲公英、车前草、焦栀、熟军。

功效:疏和清利。

主治:肾盂肾炎证属邪在半表半里,少阳枢机不利者。

[赵霞.谢昌仁教授治疗肾盂肾炎的经验.时珍国医国药,2006,17(10):6]

(2)张志坚验方

药物组成:黄芩 15g,柴胡、半夏、党参、生姜各 10g,炙甘草 3g,大枣5 枚。

功效:清热祛湿,和解少阳。

主治:肾盂肾炎证属肝胆郁热型。

[张艳,张志坚,张福产.张志坚治疗慢性肾盂肾炎经验探要.陕西中医,2006,27(12):1553]

大医有话说

　　肾盂肾炎迁延日久，一部分患者表现为寒热往来，口苦欲呕，腰痛，小腹胀痛，尿频灼热，苔多淡黄，脉多濡数。此时患者除了湿热留恋，气机郁滞，膀胱气化不利，往往存在枢机不和，伏邪不透之象。按六经辨证，当属邪在半表半里，少阳枢机不利。张仲景在《伤寒论》中云："少阳为之病，口苦，咽干，目眩也"，"本太阳病，不解，转入少阳者，胁下硬满，干呕不能食，往来寒热"。

　　谢昌仁认为治疗此证，如用清利，则少阳证不解，且引邪深入；倘解表透达，因病不在表，且少阳禁汗，于病不利。故选用疏和清利之法：疏和者，疏理气机，和表解里；清利者，清利下焦湿热，使邪去正安，转枢如常，则寒热可退，湿热得除。此方由柴胡四逆散、小柴胡汤化裁而来。四逆散原是治阳证热厥的方剂，用方中柴胡透热解郁，和解少阳；枳实泻热下气，配甘草、芍药缓急舒挛。余取其和解表里，疏利气机之功；不用枳实而用枳壳，减其破气之性；此方既可退热又可治少腹之痛，对淋证之腰腹痛有良好疗效。小柴胡汤乃治少阳病之代表方。因此时邪实为主，正尚不虚，故去人参、姜枣之守补，只取柴胡、黄芩、半夏之清透祛邪；再加青陈皮增疏理气机之力。赤芍、泽泻、蒲公英、车前草、焦栀、熟军清利下焦湿热。

　　张志坚此方同以小柴胡汤化裁。患者症见尿频、尿急、尿痛、寒热往来，午后热甚，心烦欲呕，口干口苦，胁胀，胸脘痞闷，舌红，苔黄，脉弦滑。黄芩、柴胡、半夏清透热邪；党参、生姜、炙甘草、大枣健脾益气，和中补虚。

　　大医之法三：养阴清热方

搜索

(1)戴舜珍验方

　　药物组成：石莲子、太子参、黄芪、茯苓、连翘、白茅根、地骨皮、麦冬、柴胡、车前子。

　　功效：益气养阴，兼清湿热。

　　主治：肾盂肾炎证属气阴不足，余邪未尽型。

[王亚敏,曾宏翔.戴舜珍治疗慢性肾盂肾炎的经验.福建中医药,1997,28(2):17]

(2)李久荣验方

药物组成:黄芪、太子参、麦冬、生地黄、熟地黄、枸杞子、旱莲草、女贞子、大蓟、小蓟、仙鹤草、阿胶。

功效:益气养阴,扶正固本。

主治:慢性肾盂肾炎的血尿患者。

加减:气虚甚者,重用黄芪、太子参,加白术、山药;肾阴亏虚明显者,重用生地黄、熟地黄,加山茱萸;淋沥不尽者,加桑螵蛸、益智仁;尿频、尿急者,加车前草、滑石;湿热不解者,加白茅根、白花蛇舌草;瘀滞尿少者,加泽兰、益母草;腰痛者,加杜仲、川续断;尿蛋白不消者,加桑螵蛸、芡实。

[杨际平.李久荣治疗肾盂肾炎血尿经验.山东中医杂志,1998,7:329]

(3)陈以平验方

药物组成:熟地黄、山茱萸、干山药、泽泻、茯苓、丹皮、知母、黄柏、猪苓、阿胶、滑石。

功效:滋阴益肾,清热利湿。

主治:肾盂肾炎证属肾阴亏虚,湿热缠绵型。

加减:肾阴虚明显者,重用熟地黄、山萸肉,加女贞子、旱莲草、怀牛膝,诸渗利药用量不可过重;偏于湿热者重用萹蓄,加车前子、土茯苓、一见喜;有少量蛋白尿者,加莲肉、莲须、小石韦、生黄芪健脾利湿。

[贺学林,李剑平,张春崧,等.陈以平教授治疗难治性肾盂肾炎经验.中国中西医结合肾病杂志,2002,11:625]

(4)骆继杰验方

药物组成:益母草、半边莲、紫苏叶各 30g,黄芪、熟地黄、泽泻各 15g,山药、茯苓各 10g,山茱萸、牡丹皮各 6g。

功效:益气滋养肾阴为主,兼以健脾祛湿,活血化瘀。

主治:肾盂肾炎证属肝肾阴虚,阴阳两虚或气阴两虚型。

加减:兼阳虚者加胡芦巴、淫羊藿;兼脾阳虚者加白术;兼肝阳上亢者加怀牛膝、杜仲、石决明；咽喉痛者加连翘；瘀血症状较明显者加重益母草剂量。

[聂梦伦,卢延年.骆继杰教授诊治肾病经验介绍.新中医,2003,1:15]

(5)张琪验方

药物组成：黄芪50g，党参20g，石莲子15g，茯苓15g，麦冬15g，车前子20g，地骨皮15g，瞿麦20g，萹蓄20g，败酱草20g，白花蛇舌草50g，益智仁20g，桑螵蛸15g，生山药20g，柴胡15g，鹿角霜20g，白茅根30g，熟地黄20g，甘草15g。

功效：益气养阴，清热解毒，温阳利湿。

主治：慢性肾盂肾炎证属气阴两虚，膀胱湿热型。

[孙元莹,郭茂松,姜德友.张琪治疗劳淋经验.中医杂志,2005,5:338]

(6)陈良春验方

药物组成：太子参、黄芪、茯苓、凤尾草各15g，龙葵20g，生地12g，丹皮、牛膝各10g，小茴、甘草各5g。

功效：益气养阴，清热解毒利湿，佐以活血化瘀。

主治：肾盂肾炎急性或慢性病急性发作期，证属气阴两虚，湿热内蕴型。

加减：有血尿者加白茅根、小蓟各15g，仙鹤草12g；尿时疼痛且剧烈者加桃仁10g，红花5g；少腹胀甚者加香附10g，苏木15g。缓解期气阴两虚，以基本方加女贞子、旱莲草各30g，夜交藤15g，灵芝10g；阴虚生内热，热灼血络，血尿明显，以基本方加三七粉3g(冲服)，阿胶珠10g，山茱萸12g，同时加服二至丸；脾肾阳虚则用基本方去龙葵、凤尾草，加制附片6g，杜仲15g，巴戟12g；蛋白尿明显者，重用黄芪50g，金樱子15g；因尿路结石所致者，则加金钱草30g，鱼脑石12g，王不留行10g，鸡内金12g；如因尿路畸形所致者，则加三七粉3g(冲服)，地龙10g，炮山甲6g，以活血消肿，利尿通淋；因肿瘤所致者，可加白花蛇舌草30g，半边莲30g，石见穿30g，灵芝15g，败酱草30g。

[彭贵军,彭尧书.陈良春主任医师治疗复杂性尿路感染经验.湖南中医杂志,2006,5:40]

(7)张志坚验方

药物组成:猪苓、茯苓、生山药各30g,生地15g,知母、黄柏、炒丹皮、山萸肉、泽泻各10g。

功效:益肾养阴,清利湿热。

主治:肾盂肾炎证属肾虚湿热型。

> [张艳,张志坚,张福产.张志坚治疗慢性肾盂肾炎经验探要.陕西中医,2006,27(12):1553]

(8)戴恩来验方

药物组成:山药、茯苓、五味子、天花粉、沙参、麦门冬、生地黄、熟地黄、甘草、知母、黄柏、土茯苓、忍冬藤、皂刺、连翘、王不留行、生薏苡仁、乌药。

功效:滋补肾阴,清热利湿。

主治:肾盂肾炎证属阴虚湿热型。

> [黄旭.戴恩来教授治疗慢性肾盂肾炎经验.甘肃中医学院学报,2008,4:3]

大医有话说

肾盂肾炎阴虚湿热之证实属本虚标实之证,气阴两虚,湿热内蕴是其基本的病因病机,而血瘀则贯穿于这一基本病机中,因此需标本兼治,要求"扶正不忘祛邪,祛邪不忘扶正",故治疗常以益气养阴药配伍清热解毒利湿药,佐以活血化瘀药三者并用。

戴舜珍针对肾盂肾炎非急性发作期,气阴不足,余邪未尽型。患者症见尿频、尿急、尿痛不明显,腰酸乏力,夜寐多梦,午后低热,口干,尿赤,舌红苔白,脉弦细。此方为清心莲子饮加减。清心莲子饮出自《太平惠民和剂局方》,方中太子参、黄芪补气而清虚火;麦冬养阴生津,清上焦心肺之热;地骨皮退肝肾之虚热,与疏散肝胆之火的柴胡相伍,不但能加强清除虚热的作用,且能治疗心移热于小肠、口舌糜烂之症;茯苓、车前子清利膀胱湿热;石莲子清心火、交心肾。加入透邪解表的连翘以及凉血止血的白茅根。全方以益气养阴为主,兼清虚热。

李久荣此方针对慢性肾盂肾炎血尿的患者,他认为其病理机制多为气阴两虚、湿热未尽;多因急性期失治、误治或治疗不彻底,迁延日久,湿热留恋，损伤精血，耗伤气阴，气虚固摄无权，血溢于脉外；或肾阴亏虚，阴虚火旺，灼伤血络而致血尿、量少。属虚中夹实之证。治疗不应一味止血，而应以益气养阴，扶正固本为先。方中黄芪、太子参益气固本；麦冬、生地黄、熟地黄养阴生津，凉血止血；枸杞子、旱莲草、女贞子滋肾养阴；大蓟、小蓟、仙鹤草、阿胶止血，其中大蓟、小蓟凉血止血，仙鹤草收敛止血，阿胶补血止血。

陈以平此方为知柏地黄汤合猪苓汤加减。患者症见尿频而短，小便涩痛，尿意不尽，手足心热，或低热缠绵，腰膝酸软，头晕耳鸣，咽干唇燥，舌质偏红，舌苔薄黄腻，脉细数等。方中知柏地黄汤滋阴益肾，兼能泻火；猪苓汤利湿清热，兼能养阴。两方合用，则滋阴而不助湿，利湿而不伤阴。

骆继杰认为，慢性肾病由于病程长，病情反复，形成一种正气虚，气血功能失调为主或兼有湿邪的病证。大部分患者有不同程度的水肿，多由脾肾气虚所致。久病阳损及阴，导致肝肾阴虚，阴阳两虚或气阴血虚。症见腰痛、头晕、乏力、尿少等一系列症状。长期蛋白尿使精微物质进一步减少，又加重肾阴不足。因此，慢性肾炎的治疗以益气滋养肾阴为主，兼以健脾祛湿，活血化瘀。本方为其自拟的益母地黄益肾汤，方中以黄芪补气健脾摄精；紫苏叶行气宽中，宣通三焦气机；熟地黄、山药养阴；山茱萸、葫芦巴补肾；半边莲合茯苓、泽泻祛湿；益母草活血化瘀。全方滋肾阴，健脾气，活血化瘀，祛湿利水。

张琪此方治疗慢性肾盂肾炎尿路刺激症状明显：尿频、尿急、尿痛、尿道灼热难忍，自觉腰痛如折，喜温喜按，倦怠无力嗜卧，尿道灼热干涩，尿有余沥。方中以党参、黄芪益气；地骨皮、麦冬、熟地黄养阴清热；石莲子交通心肾；白花蛇舌草、败酱草清热解毒；茯苓、车前子、瞿麦、萹蓄导湿热从小便出；益智仁、鹿角霜暖肾固气；桑螵蛸固精缩尿。

陈良春此方为其经验方参芪龙凤汤，方中太子参、黄芪益气养阴；茯苓、凤尾草清热除湿，其中凤尾草还可凉血止血；龙葵清热解毒；生地、丹皮、牛膝共奏益肾凉血之功。

张志坚此方针对肾虚湿热型，以知柏八味丸化裁。患者症见低热或手足心热，腰酸痛，小便淋沥不已或时作时止，神疲乏力容易感冒，劳累或受凉即引起发作，苔薄白，舌质偏红，脉细数。方中知母、黄柏清热泻火；重用猪苓、茯苓、生山药，共奏清热生津，养阴益肾之功；生地黄加强清热养阴；山茱萸补益肝肾；丹皮清热凉血，活血化瘀；泽泻利小便，清湿热。

戴恩来此方为参芪地黄汤去人参、黄芪，加知母、黄柏合尿感汤化裁而来。患者症见腰痛、头昏耳鸣、五心烦热、潮热盗汗、舌红少苔、脉细数、尿路刺激症状较明显。方中山药、生地黄、熟地黄、五味子补肾养阴;知母、黄柏清热不伤阴;沙参、麦门冬、天花粉加强养阴生津之功;土茯苓、忍冬藤、皂刺、连翘、王不留行共奏清热解毒,活血止血之功;茯苓、生薏苡仁清热利湿;乌药补肾,并防止全方药物过于寒凉,反而遏气。全方使滋阴补肾与清热利湿并行不悖,相得益彰。

大医之法四:温肾健脾方

搜索

(1)戴舜珍验方

药物组成:巴戟天、仙灵脾、黄芪、白术、淮山、茯苓、杜仲、枸杞、山茱萸、菟丝子、连翘、泽泻。

功效:健脾补肾佐以清热化湿。

主治:肾盂肾炎证属脾肾两虚,湿热留恋型。

加减:小便混浊加萆薢、石菖蒲;血尿加旱莲草、三七粉;疲乏无力加党参;恶心欲呕加陈皮、半夏;浮肿加防己、薏苡仁;腰酸加续断、牛膝;肝阳上亢加石决明、钩藤;瘀血加丹参、蒲黄、益母草;肾阳虚加肉桂、鹿角霜并配服金匮肾气丸;肾阴虚加熟地、黄精并配服六味地黄丸或知柏地黄丸。

> [王亚敏,曾宏翔. 戴舜珍治疗慢性肾盂肾炎的经验. 福建中医药,1997,28(2):17]

(2)李洁生验方

药物组成:

脾虚为主:萆薢、车前子、石菖蒲、莲子、白术、黄柏、党参、赤茯苓。

脾肾俱虚:山茱萸、泽泻、熟地、茯苓、巴戟天、牛膝、赤石脂、山药、杜仲、菟丝子、肉苁蓉、茯苓、滑石、薏苡仁。

功效:温肾健脾。

主治:肾盂肾炎证属脾肾亏虚型。

> [李龙骧,耿守刚. 李洁生老中医治疗肾盂肾炎经验. 陕西中医,2000,21(4):167]

(3)邹云翔验方

药物组成:酒炒独活 3g,酒炒杜仲 12g,酒炒牛膝 9g,制附片 2.4g,北细辛 0.3g,东北人参 3g,酒炒当归 9g,云茯苓 9g,紫河车 9g,菟丝子 12g,煨益智 12g,韭菜子 9g,玉米须 15g,甘草梢 4.5g,全鹿丸 9g(吞服),合滋肾通关丸 3g(吞服)。

功效:温肾助阳,固摄下元治其本,祛风利湿,养血和络治其标。

主治:慢性肾盂肾炎证属肾阳不足型。

[孙伟,邹燕勤,曾安平.邹云翔教授治疗淋证经验集粹.中医药学刊,2001,18:13]

(4)陈以平验方

药物组成:山茱萸、车前子、滑石、熟地、茯苓、巴戟天、牛膝、山药、杜仲、菟丝子。

功效:温肾健脾,利湿清热。

主治:肾盂肾炎证属脾肾阳虚,湿热留恋型。

[贺学林,李剑平,张春崧,等.陈以平教授治疗难治性肾盂肾炎经验.中国中西医结合肾病杂志,2002,11:625]

(5)骆继杰验方

药物组成:黄芪、益母草、半边莲各 15g,法半夏、茯苓、枳实、大黄各 10g,附子 6g,陈皮、甘草各 5g。

功效:温肾补阳,健脾益气,活血化瘀。

主治:肾盂肾炎证属阳气亏虚型。

加减:水肿者加泽泻、车前子;肝肾阴虚、肝阳上亢眩晕者加怀牛膝、杜仲、石决明;咽痛者加连翘、玄参;湿浊化热者去附子,加黄连。

[聂梦伦,卢延年.骆继杰教授诊治肾病经验介绍.新中医,2003,1:16]

(6)谢昌仁验方

药物组成:熟地、淮药、茯苓、山萸肉、泽泻、丹皮、附片、肉桂、杜仲、牛膝、白术、车前子。

功效:温肾化气。

主治：肾盂肾炎证属阳气亏虚型。

加减：若湿热未清，当去肉桂、附片、白术，加蒲公英、木通、车前草，补清并用扶正兼以祛邪。

> ［赵霞．谢昌仁教授治疗肾盂肾炎的经验．时珍国医国药，2006，17（10）：6］

(7) 戴恩来验方

药物组成：熟地黄、山茱萸（制）、牡丹皮、山药、茯苓、泽泻、肉桂、附子（制）、牛膝、车前子。

功效：温补肾阳。

主治：肾盂肾炎证属阳虚湿热型。

加减：重用附子等温阳药至 30g 以上。对于湿热之邪，仍合以利湿通淋之药，如土茯苓、王不留行、生薏苡仁、滑石、生甘草等。

> ［黄旭．戴恩来教授治疗慢性肾盂肾炎经验．甘肃中医学院学报，2008，4：3～4］

大医有话说

肾盂肾炎急性期经积极治疗后，症状大多逐渐缓解而病愈。若素体不足，常渐渐转为慢性，形成余邪未尽，正气已衰的本虚标实证。而与脾肾两脏关系又最为密切，故在治疗时重在调补脾肾，同时兼以清热化湿，活血化瘀等方法。

戴舜珍此方针对本病非急性发作期的脾肾两虚，湿热留恋型。患者症见头晕乏力，面色㿠白，小便余沥或涩滞，夜尿频数，腰膝酸软，痛坠及尻，腹胀纳差，颜面下肢微肿或畏寒肢冷，舌淡苔腻，脉沉细无力。方用右归饮加减。本方用巴戟天、仙灵脾温补肾阳以煦暖全身；但纯用热药势必伤阴，故取六味丸中之山药、山茱萸以滋阴，使阳有所附；黄芪、白术益气健脾，使正气来复；菟丝子、枸杞补肝肾，杜仲益肾强腰脊；茯苓、泽泻淡渗利湿；佐以连翘清透邪气。

李洁生的以脾虚为主之方，针对患者症见腰痛隐作，肢体倦怠，劳累后加重，纳食不馨，或仅有低热乏力，尿意频频及尿检轻度异常，舌苔薄白或薄腻略黄等。李洁生认为此时湿热之邪十去七八余邪留恋，蕴伏不化，脾肾不足，正虚难以鼓邪外达所致。故临证遣药总以扶正固本为主法，根据湿热余邪孰轻孰重，斟酌药量选择清利之品，以补中寓通，标本兼顾。方中萆薢、车前子、石菖蒲清热利尿，化浊通淋；莲子交通心肾；黄柏清热燥湿；党参、白术益气健脾以化湿；赤茯苓甘淡性平，《本草纲目》云其"泻心小肠膀胱湿热，利窍行水"，并能和中健脾，集通补于一体，诚治本病之佳品。而脾肾俱虚之方，以用无比山药丸加茯苓、滑石、薏苡仁而成。其中无比山药丸功专健脾补肾；茯苓、滑石清热利水，薏苡仁健脾化湿。

邹云翔认为，由于命火式微，肾家气化无权施展，肾气不足于内，风湿由外乘袭，而致患者腰部酸痛，不能转摇和久坐，故温肾助阳，固摄下元，祛风利湿，养血和络，标本兼顾。方中独活、杜仲、牛膝、当归祛风湿，强筋骨，养血补肾，且都为酒炒，更加强了祛风活络，行气除湿之功；制附片、东北人参、紫河车、菟丝子、煨益智、韭菜子、全鹿丸均为补肾养阳之品；北细辛祛风散寒；玉米须、云茯苓、甘草梢渗湿通淋。

陈以平此方同以无比山药丸加减。患者症见久淋不愈，遇劳则小便频数，淋沥不已，时作时止，面浮足肿，神疲乏力，畏寒肢冷，大便溏薄，舌质淡，苔白腻微黄，脉沉细弱等。方中菟丝子、巴戟天、杜仲温补肾阳，山药健脾益肾，兼能渗湿；熟地、山萸肉、怀牛膝益肾填精；车前子、滑石清利湿热以通淋。全方以补脾肾为主，温补与清利相合，则温阳而不助热，清热而不伤阴，标本同治，相得益彰。

骆继杰认为温补脾肾之阳为治本之道，但肾阳虚非一日可复，不能用大剂量峻补药物，应长期调理，除温肾补阳化浊外，并配健脾益气药，同时，由于长期阳气亏损，必致气虚血滞，还当佐以活血化瘀。此方为其根据临床经验自拟的肾衰汤，方中黄芪、附子大补阳气；茯苓淡渗利湿；益母草、半边莲、大黄清热解毒，活血化瘀；法半夏、枳实、陈皮健脾行气化湿。

谢昌仁所用温阳化气之法适用于久病伤及肾阳、肾气，以致膀胱气化不利之证。临床可见腰酸腿软，下肢浮肿，畏寒怯冷，四末不温，小溲次频，解而不爽，苔白舌淡，脉虚无力等证。此方为金匮肾气丸或济生肾气丸之加味。金匮肾气丸为治肾阳虚的主方，加车前子、牛膝为济生肾气丸，增利水消肿之功效；杜仲强腰补肾，白术益气化湿，共奏温肾化气之效。

戴恩来此方同为济生肾气汤，并指出需重用附子等温阳药至30g以上，附子能沉入肾中以峻补肾阳，而浮游之火也能随附子沉入肾中。

第6章 膀胱炎缠身，名医名方来解救

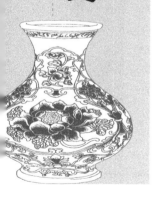

现代医学把膀胱炎分为特异性和非特异性细菌感染两种。前者指膀胱结核而言。非特异性膀胱炎系大肠杆菌、副大肠杆菌、变形杆菌、绿脓杆菌、粪链球菌和金黄色葡萄球菌所致。其临床表现有急性与慢性两种。前者发病突然，排尿时有烧灼感，并在尿道区有疼痛。有时有尿急和严重的尿频。上述症状既发生于晚间，又发生在白天，女性常见。终末血尿常见。时有肉眼血尿和血块排出。患者会有体弱无力、低热，也可有高热，以及耻骨上不适和腰背痛等症状。

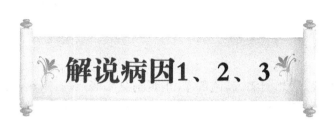

解说病因1、2、3

1. 湿热蕴结下焦，煎熬尿液

日久尿中杂质结成砂石，砂石破坏血络而出现尿痛，血尿等症状。尿液不畅及病理产物进一步加重了湿热之证。

2. 肝郁气滞

怒伤肝，肝郁而气机不畅，郁久化火，影响膀胱气化，则少腹作胀，尿时艰涩且痛，余沥不尽。

3. 脾肾亏虚

淋久不愈，耗伤正气，或年老体衰久病体虚，劳累过度，房室不节，均可导致脾肾亏虚（见图6-1）。

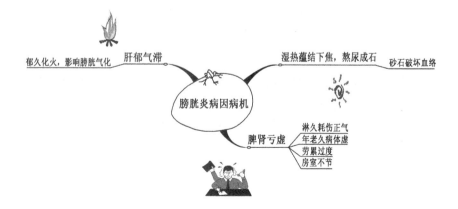

图6-1　膀胱炎的病因病机

中医治病，先要辨证

1. 下焦湿热

小便短数，灼热刺痛，溺色黄赤，小腹拘急胀痛，或有寒热，口苦，呕恶，或有腰痛拒按，或有大便秘结，苔黄腻，脉滑数。治宜清热利湿通淋。方以八正散加减。

2. 肝气郁滞

小便涩滞，淋沥不尽，小腹满痛，苔薄白，脉沉弦。治宜疏肝理气，利水通淋。方以沉香散加减。

3. 湿热中阻

寒战高热，午后为甚，脘腹痞满，胸闷不饥，不欲饮，大便秘结或溏，腰酸痛，小便涩赤，尿时疼涩，苔黄腻，脉滑数。治宜清热化湿。方以三仁汤加味。

4. 气阴两虚，湿热留恋

小便频急，淋涩不已，反复发作，遇劳尤甚，伴头晕耳鸣，乏力多汗，腰酸软，手足心热，口唇干燥，舌红，少苔，脉细带数或沉弱。治宜益气养阴，清利湿热。偏气虚者用参芪地黄汤加减；偏阴虚者用知柏地黄汤加减。

5. 脾肾亏损，湿浊缠绵

小便频数，淋涩不已，时好时发，遇劳尤甚，伴有面浮肢肿，腰膝酸软，纳呆腹胀，便溏呕恶，畏寒肢冷，舌淡，苔白，或有齿印，脉沉弱或滑。治宜益肾健脾，利湿化浊。方以参苓白术散合二仙汤加减（见图6-2）。

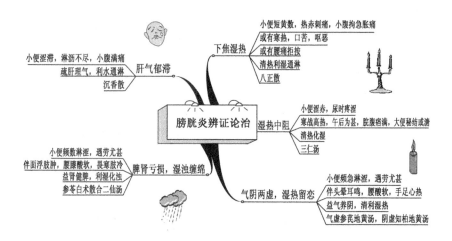

图 6-2　膀胱炎的辨证论治

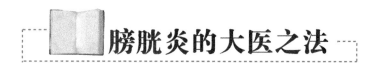

膀胱炎的大医之法

大医之法一:泻热化瘀方

(1)王成霞验方

药物组成:土茯苓 15g,连翘 15g,地肤子 15g,虎杖 15g,通草 10g,冬葵子 10g,穿山甲 10g,猪苓 10g,薏苡仁 10g,天花粉 10g,蒲公英 10g,当归尾10g,浙贝母 10g。

功效:清热通淋,凉血止血。

主治:慢性膀胱炎。

加减:气虚者加黄芪 15g,升麻 10g;肾阴虚者加龟甲 15g,山茱萸 15g;肾阳虚者加肉桂 6g,仙灵脾 10g;有血尿加小蓟 15g,丹皮 10g。

服法:每日 1 剂,水煎 3 次,前 2 次分早晚服,第 3 次兑温水后先熏后坐浴半小时。14 天为 1 个疗程,一般治疗 2～3 个疗程。服药期间忌食辛辣及刺激性食物。

[王成霞,韦溶澄."土茯苓汤"治疗慢性膀胱炎 60 例．江苏中医药,2004,25(4):25]

(2)郭恩绵验方

药物组成:老头草 50g,金钱草 30g,土茯苓 30g,石韦 20g,茜草 20g,黄柏 15g,狗脊 20g,猪苓 15g 等。

功效:清热利湿,活血化瘀。

主治:单纯泌尿系感染。

加减:脾虚气陷者配合补中益气汤益气升陷;肾阴亏虚者可配合知柏地黄丸滋阴降火;肾阳虚衰者配合右归丸温补肾阳。

[周微．郭恩绵教授中医治疗肾脏疾病的用药经验．中华中医药学刊,2007,4:657]

(3)易菊清验方

药物组成:金银花、连翘、蒲公英、地丁、白蚤休、赤芍、丹皮、生牡蛎、浙贝母、玄参、昆布、海藻、山慈姑、天葵子、夏枯草、郁金、南星、薏苡仁。

功效:清热解毒,化痰散结,活血化瘀。

主治:腺性膀胱炎。

加减:兼见湿热者,则续用薏苡仁,选加淡竹叶、车前子、木通等利尿化湿;夜尿次数过多者,选加益智仁、山茱萸、黄芪等补益肾气;小腹胀痛、淋沥不尽者,选加乌药、枳实、香附等行气导滞;伴血尿者,选加三七、小蓟、旱莲草等化瘀止血。

[胡荣,孟继民．易菊清治疗腺性膀胱炎的经验．湖北中医杂志,2007,29(8):18]

(4)徐彦验方

药物组成:大黄 5g,丹皮 10g,桃仁 10g,冬瓜子 30g,生地 15g,车前子(包煎)10g,当归 10g。

功效:泻热化瘀。

主治:间质性膀胱炎。

加减:兼下焦湿热者可加金钱草;阴虚者改生地为熟地。

服法：水煎成150ml，每日1剂，分2次煎服。

［徐彦，张平，卢子杰，等．从瘀热论治间质性膀胱炎46例临床观察．江苏中医药，2010，42（7）：29］

大医有话说

若患者平素喜食辛辣，或长期患有下焦湿热之慢性疾患，或生活不洁，感受热毒之邪，均可导致热毒蓄积于膀胱，日久则毒热炽盛，炼津为痰，乃至痰瘀相互胶结，膀胱气化失司，遂致尿频、尿急、小腹胀痛、夜尿等诸症，形成各种膀胱炎。

慢性膀胱炎是女性常见病、多发病，易反复发作，较难治愈，属于"淋浊"范畴。中医王成霞认为本病发病与湿热、瘀血、肾虚有关，急性期多属湿热下注，表现为尿急、尿频、尿痛、下腹部胀痛、小便黄。慢性期多属浊毒瘀阻，夹虚夹实，表现为小便不畅、尿浊、会阴部刺痛伴腰酸、头晕、失眠。临床上往往因急性期没有彻底治疗而转为慢性，且易反复发作，一般抗生素及静脉用药效果不佳。土茯苓汤中土茯苓、地肤子、连翘、虎杖、通草、冬葵子、蒲公英清热解毒，利尿通淋；猪苓、薏苡仁淡渗利湿；穿山甲、天花粉、当归尾、浙贝母活血祛瘀，软坚散结，特别是穿山甲穿透力较强，使药物能够进入病灶而起效；小蓟凉血止血。本方在口服的同时煎制汁后乘热坐浴，既可提高疗效，又利于药物充分利用。临床对盆腔炎性包块也有效。

郭恩绵此方可针对各种单纯性泌尿系感染，为其自拟的尿感灵。方中老头草、土茯苓清热解毒；金钱草、猪苓清热利湿通淋；黄柏清热燥湿；石韦、茜草收敛止血；狗脊补肝肾以扶正。

腺性膀胱炎是一组多发于中年妇女的慢性膀胱疾患，临床以慢性膀胱刺激征（尿频、尿急、骨上方胀痛及夜尿、无菌尿）为主要表现。有时伴有排尿尿道烧灼感，少数伴有性交痛。病理特征是膀胱壁的纤维化，伴膀胱容量减少。可经膀胱镜检查和病理组织活检确诊。易菊清认为，腺性膀胱炎临床症候酷似中医淋证，但病因病机却与淋证有别，较淋证复杂。《诸病源候论》曰："诸淋者，由肾虚而膀胱热故也……肾虚则小便数，膀胱热则水下涩，数而且涩，则淋漓不宣，故谓之淋。"淋证病机多为下焦湿热，肾气不固；而腺性膀胱炎系因热毒炽盛、痰凝血瘀胶结于膀胱，使膀胱气化不利所致。故治疗当清热解毒，化痰散结，活血化瘀。易菊清采用治疗恶性肿瘤之名方银花慈姑汤加减治之。该方原载胡熙明主编的《中国中医秘方大全》。功可清热解毒,化痰散结,活血消肿,主治恶性淋巴瘤。方中金银花、连翘、白蚤休、蒲公英、地丁清热解毒;赤芍、丹皮、玄参凉血辨毒,活血化瘀;生牡蛎、浙贝母、玄参软坚散结;昆布、海藻、山慈姑、天葵子、夏枯草、郁金、南星、浙贝母化痰软坚,散结通络。其中夏枯草、天葵子兼有清热解毒之作用。纵观全方功效,十分切合腺性膀胱炎之病机。

张仲景在《金匮要略·消渴小便不利淋病脉证并治》中对淋证的症状描述为:"淋之为病,小便如粟状,小腹弦急,痛引脐中。"说明淋证是以小便不爽、下腹胀痛、尿道涩痛为主症。徐彦认为其症状描述与现代医学的间质性膀胱炎相一致。现代医学认为间质性膀胱炎的一个病理特征可能为间质炎性浸润。或有脓肿、瘢痕组织包围,组织纤维化等,从而影响局部血液循环。而相关学者从微观角度探讨了中医学瘀血产生的必然性,认为炎症浸润、组织充血、纤维化等,正是中医"血瘀"的微观病理基础。同时,徐彦在临床工作中发现,间质性膀胱炎主要以膀胱充盈时下腹部的疼痛为主症,而淋证最常见的"湿热"并非为其主要病机特征。故针对这一特点——下腹酸胀疼痛、尿频尿急,尝试从"瘀热"着手论治。临床发现间质性膀胱炎表现出的下腹部疼痛,膀胱镜检查膀胱黏膜点状出血,病程缠绵等方面都体现出瘀证的特点。瘀血等病理产物,停滞郁结日久也可化热,成为"膀胱瘀热"之证;如日久伤阴,导致阴血不足,则必同时兼有尿短少、脉细、苔少或剥或光等阴虚的症候。故以仲景大黄牡丹汤化裁治疗,方中大黄、丹皮泻热化瘀;桃仁、当归活血化瘀;冬瓜子、车前子清热利湿,生地滋阴生津。诸药合用,明显改善了间质性膀胱炎的临床症状。

大医之法二:寒热并调方

搜索

(1)李赛美验方

药物组成:乌梅10g,细辛3g,桂枝10g,太子参30g(先煎),熟附子15g,蜀椒10g,阿胶15g,黄连10g,当归10g,怀牛膝15g,茯苓15g,猪苓5g,泽泻10g,黄芪30g,干姜10g。

功效:寒热并调。

主治:糖尿病神经源性膀胱炎。

［冯鑫．李赛美教授巧用乌梅丸验案二则．湖南中医药导报，2003，7：12］

(2)叶昌琼验方

药物组成：木通 12g，车前子 12g，白茅根 30g，淡竹叶 15g，金银花 15g，金钱草 30g，生地 12g。

功效：清热泻火，利尿通淋。

主治：急性膀胱炎。

加减：尿赤热者加栀子 10g，口干渴者加天花粉 15g。

服法：水煎服，1 日 1 剂，早中晚 3 次分服。10 天为 1 疗程，连服 2 个疗程无效者停药。

［叶昌琼．自拟治淋汤治疗急性膀胱炎 102 例．吉林中医药，2004，10：13］

大医有话说

李赛美此方为针对糖尿病神经源性膀胱炎而设。患者症见排尿困难，淋沥不尽，下腹胀痛，小便时有重坠感，易汗出，双下肢冷麻，心烦，口干喜热饮，舌暗红，苔薄黄，脉细滑。辨证为寒热错杂，膀胱气化不利，病当属清阳下陷证之一，即肝、脾、肾三虚不能升清，导致清阳下陷。具体而言，脾虚不升，不能制水；肾虚不升，二阴失司；肝虚不升，木郁化火，热灼伤阴从而形成上热下寒，虚实夹杂之症。故本病实属三阴同病，以厥阴肝木为主。清代医家黄坤载曰"消渴者，是厥阴之病也"。郑钦安亦曾提出"消症生于厥阴风木主气，盖以厥阴下水而生火，风火相煽，故生消渴主症"。因而选用寒热并调之乌梅丸治疗本病而获良效。乌梅丸出自《伤寒论》的厥阴病篇，原主治蛔厥，又治久痢。李赛美认为乌梅丸证的病机为肝阳虚，阳气不能生发敷布，然肝中又内寄相火，当肝阳虚而不得生发疏泄之时，相火亦不得敷布，以致郁而化热。此即尤在泾所云"积阴之下，必有伏阳"。一方面是阳虚阴寒内盛；一方面是相火内郁而化热，这就是造成厥阴寒热错杂的病机。乌梅丸证乃肝阳虚夹有郁火，是以肝阳虚为主要矛盾，以郁火为次要矛盾的病证。本方与其他寒热并用剂的最大区别是："重用酸以平肝，寒热刚柔同用"。方中乌梅味酸化阴，又能止痛，故为主药。以干姜、附子、细辛、蜀椒、桂枝温肾暖脾,以除脏寒;又以太子参、黄芪益气,当归养肝血,怀牛膝补肾引火下行,合而扶正补虚。佐以黄连苦寒清热,兼制辛热诸药,以杜绝伤阴动火之弊;茯苓、猪苓及泽泻淡渗利湿,清热通淋。

叶昌琼此方为自拟的治淋汤,治疗单纯急性膀胱炎。此病因湿热下注膀胱而致,故采用治疗热淋的经典治法:清热泻火,利尿通淋。方中用金银花、生地黄、白茅根清热解毒,养阴凉血,木通、竹叶、车前子、金钱草以清热利湿,利尿通淋,诸药合用使湿热之邪从膀胱排出体外。本方用药经典简练,且临床收效显著。

大医之法三:益气健脾方

搜索

(1)王耀光验方

药物组成:沉香、穿山甲各 6g,桂枝、乌药各 10g,冬葵子、菟丝子、泽兰、王不留行、茯苓、石韦各 30g,肉苁蓉、牛膝、泽泻各 20g,韭菜子、鸡内金各 12g,熟大黄、炙枇杷叶、竹茹、山茱萸各 15g,车前草 45g。

功效:理气活血,助肾利水。

主治:膀胱炎性梗阻。

服法:每天 1 剂,水煎服。同时配以彭静山教授所创之眼针治疗。眼针穴取双侧肾区、下焦区、中焦区,均行双刺,留针 20 分钟,每天 1 次,7 天为 1 疗程。

[曹瑞.王耀光教授医案 3 则.新中医,2008,4:109]

(2)王付验方

药物组成:桂枝 12g,茯苓 15g,泽泻 18g,猪苓 15g,白术 15g,人参 10g,薏苡仁 24g,炙甘草 10g。

功效:益气通淋,健脾利湿。

主治:膀胱炎证属气虚型。

加减:若气虚明显者,加黄芪、山药,以益气健脾;若小便不畅者,加瞿麦、通草,以利水活血通淋;若尿血者,加阿胶、艾叶,以补血止血;若头晕目眩者,加黄芪、当归,以益气补血等。

服法:本方既可作汤剂,又可作丸剂。汤剂每日 1 剂,具体用法是:将上药置于医用煎药锅中,加水约 500ml 左右,浸泡药约 25 分钟,煎煮约 30 分钟,取出药汁;再加水 300ml 左右,煎约 15 分钟,取药汁;合并 2 次药液,分早中晚 3 次服。丸剂制法是:将上药研为细粉状,炼蜜为丸,或以水为丸,每次用 10g,每日分早中晚 3 次服。

注意:血瘀证慎用本方。

[王付. 慢性膀胱炎妙方:五苓四君汤. 家庭医学,2008,11:57]

 大医有话说

　　王耀光此方针对膀胱炎性梗阻,患者症见排尿点滴而出,小腹胀满。且常由气郁而致。泌尿系 B 超检查常示:肾积水,慢性梗阻膀胱表现,慢性尿潴留等。王耀光认为此以肾阳、肾气不足为本,气滞血阻为标。《素问·标本病传论》云:"小大不利,治其标。"排尿艰涩为急,故当以治标为主,兼顾其本。患者癃闭因情志不畅而加重,故从气淋论治。方以沉香散加减,方中沉香、乌药舒畅下焦气机。气畅则疏泄如常;炙枇杷叶开肺气。启上闸以利水道;熟大黄、牛膝、王不留行、穿山甲活血利水散结;菟丝子、韭菜子等温阳之物,配合茯苓、泽泻等利水渗湿之品,以达到助肾之气化的目的,正如《素问·灵兰秘典论》所谓:"膀胱者,州都之官,津液藏焉,气化则出。"又因患者所苦急迫,故采用针药并施,用眼针治疗癃闭,以取得较满意的疗效。

　　王付此方针对气虚淋证的患者,疗效较显。患者常见小便不畅,排尿无力,或点滴不尽,或尿血,或尿急,或小便后头晕,或少气,舌淡,苔白,脉虚弱。病机为气虚而不化津,水气内生而滞涩气机,以此变生为气虚淋证。治宜益气通淋,健脾利湿。五苓四君汤是以五苓散与四君子汤合方的变化方。方中桂枝温阳化气,气以化水;茯苓利水益气健脾;泽泻、猪苓渗利水湿;白术健脾益气制水;人参益气补脾;薏苡仁益气利水;炙甘草益气和中。诸药相互为用,以建其功。

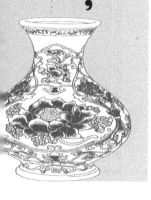

第7章 辨证论治肝肾综合征，中医一点也不含糊

肝肾综合征(hepatorenal syndrome，HRS)是指在严重肝病时发生的功能性急性肾功能衰竭(functional acute renal failure，FARF)，临床上病情呈进行性发展，是一种严重肝病伴有的特异性的急性肾功能衰竭，其最大的特点是这种急性肾功能衰竭为功能性，一般认为此种FARF在病理学方面无急性肾小管坏死或其他明显的形态学异常。临床主要表现为肝功能衰竭和肾功能不全。可分为以下4期：氮质血症前期、氮质血症期、后期和末期。属中医古代文献中的"臌胀"、"水肿"、"黄疸"等范畴。

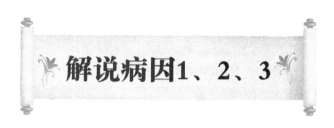

解说病因1、2、3

基本病机为肝、脾、肾三脏俱虚，气、血、水瘀积体内，具体的病因主要在于：

1. 情志郁结

气机失于条畅，以致肝气郁结，日久横逆犯脾，水湿血瘀壅结，日久不化，浸渐及肾，开阖不利，小便点滴、量少，而发为肝肾综合征。

2. 饮酒过多

由于嗜酒过度、饮食不节，损伤脾胃。脾虚则运化失职，使酒食、食积之浊气壅滞不行，蕴聚中焦，清浊相混。肝失条达，气血郁滞，脾虚愈盛，进而波及于肾，开阖不利，水浊渐积渐多，终至水不得泄，故见腹胀大，脉络暴露之症。因而痰浊留注经络，遍及全身，影响体内代谢。

3. 感染湿热疫毒

患者感染湿热疫毒之后，湿热久羁，中焦脾胃失其升清降浊之功能，日久影响及肾，脾肾亏虚，水道不通，故见患者颜面、四肢水肿，少尿或无尿；脾为湿困，阳气不得舒展，故见恶心呕吐之症。

4. 肝病初起失治、误治致病

由于肝病初起失治、误治，迁延难愈，日久脾胃亏虚，痰湿内生，痰浊阻滞络脉，气机不畅，瘀血内阻，津血同源，血瘀而津液运行不畅而生痰，痰瘀互结，加之痰浊瘀血既可互结，也可互相转化，互为因果，故可使脏腑功能失调，各种代谢失衡，从而变证百出，所以临床常表现为虚实夹杂之证（见图7-1）。

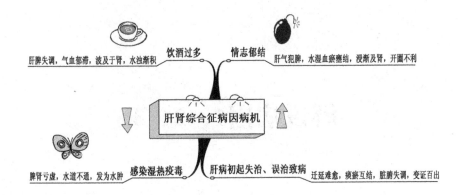

图 7-1　肝肾综合征的病因病机

中医治病，先要辨证

1. 肝郁气滞，水湿内阻

尿少尿闭，恶心呕吐，纳呆腹胀，腹有振水音，下肢或周身水肿，头痛烦躁，甚则抽搐昏迷，舌苔腻，脉实有力。治宜疏肝解郁，健脾利湿。方选柴胡疏肝散合胃苓汤加减。

2. 脾肾阳虚，水湿泛滥

面色晦滞或惨白，畏寒肢冷，神倦便溏，腹胀如鼓，或伴肢体水肿，脘闷纳呆，恶心呕吐，小便短少，舌苔白而润，脉沉细或濡细。治宜健脾温肾，化气行水。方选附子理中汤合五苓散加减。

3. 肝肾阴虚，湿热互结

腹大胀满，甚则青筋暴露，烦热口苦，渴而不欲饮，小便短少赤涩，大便稀薄而热臭，舌红，苔黄腻，脉弦数。治宜滋养肝肾，清热祛湿。方选一贯煎合茵陈蒿汤加减。

4. 浊毒壅滞，胃气上逆

纳呆腹满，恶心呕吐，大便秘结或溏，小便短涩，舌苔黄腻而垢浊或白厚腻，脉虚数。治宜扶正降浊，和胃止呕。方选黄连温胆汤合温脾汤加减。

5. 邪陷心肝，血热风动

头痛目眩，或神昏谵语，循衣摸床，唇舌手指震颤，甚则四肢抽搐痉挛，牙宣鼻衄，舌质红，苔薄，脉弦细而数。治宜凉血清热，熄风止痉。方选犀角地黄汤合羚羊钩藤汤加减。气随血脱汗出肢冷，脉微细欲绝者，急用独参汤以扶元救脱；病至肝肾阴竭，肝风内动，见口臭神昏、抽搐者，合用紫雪丹或安宫牛黄丸以镇痉熄风，平肝开窍（见图7-2）。

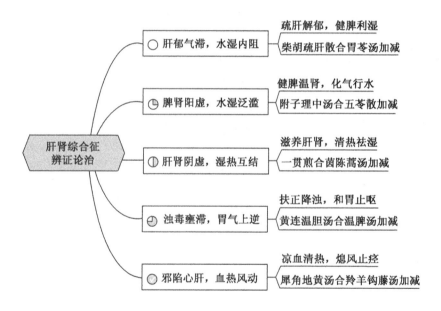

图 7-2 肝肾综合征的辨证论治

肝肾综合征的大医之法

大医之法一：健脾利水方

搜索

(1)王保恩验方

药物组成：黄芪 30g，当归 15g，党参 30g，焦白术 30g，茯苓 30g，焦槟榔 30g，厚朴 12g，大腹皮 15g，泽泻 15g，丹参 30g，甘草 6g。

功效：健脾益气血，行气利水化瘀并重。

主治：肝肾综合征证属脾虚水停型。

加减：尿少或下肢肿者加车前子 15g(布包)；有黄疸者加茵陈 30g，大黄 9g；积聚者加三棱 15g，莪术 15g；胁痛甚者加青皮 15g，白芥子 12g。

［朱磊，孟群洲.王保恩治疗臌胀的经验.中国民间疗法，2000，8(5)：10］

(2)袁士良验方

药物组成：黄芪、白术各 60g，猪茯苓、薏苡仁、马鞭草、白茅根各 30g，田七、党参、水红花子各 12g，炒枳壳、炒枳实各 10g，淡干姜、川桂枝各 6g，炒二芽各 15g。

功效：健脾益气，通阳利水。

主治：肝肾综合征证属脾虚水停型。

［马善桐.袁士良主任医师治疗臌胀经验拾零.中国中医急症，2008，10：1413］

(3)李普验方

药物组成：晒参 12g，当归 15g，郁金 15g，川芎 15g，炮穿山甲 10g，茯苓 30g，炒白术 30g，陈皮 15g，砂仁 12g，茯苓皮 40g，冬瓜皮 40g，猪苓 30g，泽泻

15g,车前子30g,大腹皮30g,厚朴15g,枳实15g,上沉香3g(冲),鸡内金12g,焦山楂、焦神曲、焦大麦芽各20g。

功效:益气化瘀,健脾利水,理气消胀。

主治:肝肾综合征证属脾土衰败,气虚血瘀型。

加减:症见大便稀泻、少气懒言、四肢乏力等,证属脾气虚者,基本方加炒山药、炒扁豆、炒薏苡仁、苍术等健脾益气利湿;若症见腹大胀满、形似蛙腹、腹痛肠鸣、畏寒等,证属脾阳不振者,基本方加干姜、生姜、大枣以振奋中阳。伴气虚下陷者,加黄芪、升麻、柴胡以升阳举陷;脾虚湿困、大便溏泄者,选加藿香正气散芳香化湿、燥湿运脾;若症见腹胀肠鸣、晨起即泻、腰膝酸软等,证属脾肾阳虚者,基本方加煨肉豆蔻、补骨脂、干姜、上肉桂以温补脾;久泻不止、大便次数增多者,基本方加炙御米壳、乌梅炭、煨诃子以涩肠止泻。

[李素领.李普治疗肝炎后肝硬化腹水的经验.上海中医药杂志,2008,42(11):13]

(4)赵文霞验方

药物组成:党参12g,炒白术30g,郁金15g,炮穿山甲10g,丹参12g,茯苓30g,猪苓30g,泽泻15g,大腹皮30g,厚朴15g,枳实6g,焦山楂、焦神曲、焦麦芽各15g。

功效:益气化瘀,健脾利水,理气消胀。

主治:肝肾综合征证属脾虚水停型。

加减:如胁肋疼痛者,可选加延胡索、川楝子、甘松、佛手疏肝活络、理气止痛;兼胃脘疼痛者,选加香附、高良姜、九香虫、八月札温胃理气止痛;烧心泛酸者,加煅瓦楞子、乌贼骨、黄连以辛开苦降、和胃制酸;少腹疼痛者,加乌药、醋青皮;兼发热者,选加柴胡、黄芩、葛根、青蒿等以和解枢机、解肌退热;伴下肢浮肿,加黄芪、牛膝补气利水消肿;合并上消化道出血者,重用三七粉、白及以收敛止血;伴有红缕、蜘蛛痣、肝掌者,选加茜草、白茅根、牡丹皮、赤芍等以凉血消斑;腹大坚满可用逐水法,选用炒牵牛子,待衰其大半而止。伴乙型病毒性肝炎相关性肾炎,以蛋白尿为主者,重用黄芪,选加淫羊藿、川牛膝、益智仁以益气扶正、温肾固涩。以血尿为主,证属阴虚或湿热者,选加女贞子、旱莲草、白茅根、仙鹤草等以滋补肾阴、清热化浊。血小板减少、白细胞降低者,选加黄芪、补骨脂、仙鹤草、阿胶等。伴有自发性腹膜炎者,可选加大黄、槟榔等。

［孟胜喜．赵文霞教授治疗肝硬化腹水经验．中国中医急症,2009,
9:1465］

(5)冯文忠验方

药物组成:生黄芪50g,炙白术30g,薏苡仁15g,赤芍、白芍各20g,黄芩15g,茵陈20g,苍术20g,汉防己20g,甘遂10g,大戟10g,大黄12g,青皮、陈皮各10g,桔梗15g,葶苈子30g,怀牛膝20g,香附15g,桃仁20g,红花20g,泽兰30g。

功效:疏肝健脾,清热利湿,逐水祛瘀。

主治:肝肾综合征证属肝郁脾虚,水热蕴结兼有血瘀型。

［邵志林,费新应,陈炎生,等．冯文忠老中医治疗肝硬化腹水的经
验．中医药临床杂志,2010,6:217］

(6)陈洪干验方

药物组成:白术、黄芪、茯苓、党参、当归、白芍、川芎、肉苁蓉、车前子、藿香。

功效:健脾益气,利水消肿。

主治:肝肾综合征证属脾虚水停型。

加减:腹水盛加大腹皮、葶苈子;湿热显去肉苁蓉,加砂仁、炒栀子;肝郁者加柴胡、郁金;瘀血彰佐地鳖虫、参三七;阴液伤用女贞子、墨旱莲。

用法:方中白术、黄芪用量在30g以上;白术湿盛则生用,脾虚则炒用,阴伤则炙用。

［陈如松．陈洪干辨治肝硬化腹水的经验．江苏中医药,2010,42
(11):14］

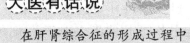

大医有话说

在肝肾综合征的形成过程中,湿热、痰浊、瘀血日久不去,肝郁不解,均可伤脾聚湿,病机由实转虚,多为虚实夹杂,遂成脾虚水停证。临床常表现为腹胀少尿,食则胀甚,面色苍黄,疲倦乏力,肢体消瘦,双下肢浮肿,舌质淡,苔薄白,脉沉细;伴湿热可见舌苔厚腻,小便黄染,兼肝郁喜叹息,挟瘀血有癥积,舌质紫;阴液伤舌干红;故以健脾益气,利水消肿为大法。

王保恩认为臌胀一病为久病积聚而致肝郁脾虚，肝郁则气血郁滞，脾虚则水湿不化，聚而不散。气滞、血瘀、水停而成本病，此为邪实。另一方面，脾虚则生化失职，气血亏虚，此为正虚。因此在治疗上应注重扶正祛邪，以健脾益气血，行气利水化瘀并重。该方中参、术、苓、芪、归、草取意"肝之病、知肝传脾、当先实脾"，以健脾益气养血，固护正气。在此基础上用大剂槟榔、厚朴、大腹皮、泽泻行气利水通便；丹参活血化瘀。全方共奏健脾益气养血，利水行气化瘀之功。

袁士良认为脾虚成臌是臌胀的主要类型。由于癥积日久，木衰土壅，脾气虚弱，运化失常，水液渗漏腹腔形成腹水。脾虚致臌的特点为：腹水，腹大按之如囊裹水，腹水虽多，但腹胀反不明显，腹部有坠胀感，尿少便溏，两足胫肿，严重时肢体俱肿，舌淡暗，苔薄白或白腻。治疗以健脾益气，理气利水消肿为主。方选四君子汤加味。方中黄芪、党参、白术益气健脾；猪茯苓、薏苡仁、马鞭草、白茅根清热解毒，利水消肿；田七活血止血；水红花子化痞散结，清热止痛；炒枳壳、炒枳实行气以助利水；淡干姜、川桂枝温阳利水；炒二芽固护胃气。

李普认为本病总属本虚标实、虚实错杂之病证，肝脾肾亏虚为本，气血水搏结为标；"气虚血瘀，脾土衰败"是其基本病机；"始则病气，继则病血，再则病水，气、血、水相因为患"为基本病理变化过程。故"益气化瘀，健脾利水，理气消胀"为大法，自拟"培本利水汤"。方中生晒参大补元气，尤善补中；当归、郁金、川芎、穿山甲4味联用，活血养血，化瘀通络；茯苓、白术、陈皮、砂仁、鸡内金、焦山楂、焦神曲、焦大麦芽益气健脾，顾护脾胃；茯苓皮、冬瓜皮、猪苓、泽泻、车前子、大腹皮利水渗湿；厚朴、枳实、上沉香理气消胀。李普在辨治本病时，强调化瘀必益气，利水需化瘀；健脾利水湿，气行水湿祛；同时尚需结合具体证型，在基本方的基础上灵活加减。

赵文霞认为本病发生多由机体正气虚弱，病毒侵袭，日久肝脾血瘀，脉络滞塞，肝失疏泄，横逆乘脾；脾虚则不能化生气血、输布精微以濡养脏腑；土败失于运化，斡旋无力，水湿停聚腹中；肝瘀血日久，血行不利，化而为水，清浊相混，停聚中焦，乃成臌胀；脾病及肾，肾失开阖，水道不利，则臌胀愈甚。总属本虚标实、虚实错杂之证，肝脾肾亏虚为本，气血水搏为标；和李普的观点相类似，认为其基本病理变化过程为"始则在气，继则入血，再则入水"。故以"益气化瘀，健脾利水，理气消胀"为治法。方中党参补中益气，生津养血；当归、郁金、穿山甲活血养血，化瘀通络；茯苓、白术、陈皮、砂仁、鸡内金、焦山楂、焦神曲、焦麦芽益气健脾，顾护脾胃；其中五苓散利水渗湿；厚朴、枳实理气消胀。

冯文忠遵循《金匮要略》首条提出的"见肝之病，知肝传脾"这一传变规律，同时指出"当先实脾"以阻止此传变的发生。并指出：肝硬化腹水一病，虽然肝病已经传脾，此时，在疏肝理气，利水除满之同时，尤应重视实脾。但是，实脾并非仅用健脾益气之剂，还应注意脾虚之轻重，脾虚之类型。"若单为脾气虚，则重用益气健脾之品；如兼有阳虚，则应加用温补脾阳之品。"故临床用药，在辨证立法的基础上重用黄芪、白术、薏苡仁等品，且对白术的用法颇有讲究。一般轻证即用30g，重证则在60g左右。对辨证为湿盛较甚者，白术宜炙用；阴虚较甚者，宜生用；脾虚较甚者，宜炒用，重在用黄芪、白术时要佐用行气药，以防壅滞之弊。青皮、陈皮行肝脾之气；茵陈、香附疏肝理气；方中运用桔梗、葶苈子的目的在于泻肺气以通上焦，以疏通全身气机，疏肝通络，以使气行则血行，气行则水行；桃仁、红花、泽兰、防己、甘遂、大戟共奏活血利水之功；赤芍、白芍养血活血；黄芩、苍术、大黄清热燥湿；怀牛膝引血下行。

陈洪干此方为培土利水汤加减。方中重用黄芪、白术、党参健脾气；肉苁蓉温肾气；车前子、茯苓利水邪；脾气健运，肾气蒸腾则腹水自去。由于该型易夹痰夹湿夹瘀等，故佐化湿祛痰之藿香、活血养血之当归、养血行气之白芍、川芎。

大医之法二：补肝滋肾方

搜索

(1)陈洪干验方

药物组成：鳖甲、龟甲、石斛、猪苓、茯苓、泽泻、苡仁、三七粉（冲服）、生白术、黄芪。

功效：滋阴补肾，利水消肿。

主治：肝肾综合征证属肝肾阴虚型。

加减：可佐葶苈子宣肺，肉苁蓉温肾，亦可少佐攻逐之法：视腹水情况间以甘遂末1g药汁冲服，以泻水2000ml为佳，泻后可用高丽参煮大米粥服用，或配合西医补液治疗，耐心攻补。

[陈如松.陈洪干辨治肝硬化腹水的经验.江苏中医药,2010,42
(11):14]

(2)陈天然验方

药物组成:太子参 15g,女贞子 30g,墨旱莲 30g,石斛 15g,山药 30g,薏
苡仁 30g,北沙参 30g,枸杞 20g,白茅根 30g,生白术 30g,猪苓 15g,泽泻
15g,丹参 15g,鳖甲 20g,甘草 3g。

功效:补肝滋肾。

主治:肝肾综合征证属肝肾阴虚型。

加减:兼有阴虚发热,加地骨皮、银柴胡、白薇。

[李云安.陈天然治疗臌胀的经验.江苏中医,2001,22(5):11]

(3)韩鸣谦验方

药物组成:欧李果、女贞子、半枝莲各 30g,干葛、枸杞子、隔山消、鳖甲、
丹参各 10g,山慈姑 6g,丑蛄散(黑丑、蝼蛄)3g,穿山甲 5g。

功效:补肝滋肾。

主治:肝肾综合征证属肝肾阴虚型。

服法:水煎服,每日 1 剂。

[高玉明.韩鸣谦治疗臌胀经验简介.湖北中医杂志,2001,23(4):
12]

(4)李普验方

药物组成:可从二至丸、一贯煎化裁,选加女贞子、旱莲草、鳖甲、炒白芍
药、龟甲、阿胶、石斛、麦冬、天花粉、枸杞子、白茅根等。

功效:补肝肾,养阴生津。

主治:肝肾综合征证属肝肾阴虚,津乏水困型。

[李素领.李普治疗肝炎后肝硬化腹水的经验.上海中医药杂志,
2008,42(11):13]

(5)杨继荪验方

药物组成:黄芪、当归、郁金、枳壳、生山楂、川楝子、枸杞子、丹参、赤芍、

马鞭草、车前草、猪苓、槟榔、鳖甲煎丸。

功效：益气血，养肝肾，疏肝理气，行瘀消水。

主治：肝肾综合征证属肝肾阴虚，虚中夹实型。

加减：如夹有热蕴（腹腔感染），宜应用清热药，如黄连、黄芩、败酱草、蒲公英、大黄、红藤等，对消胀、行水有较好的协同作用。脾功能亢进患者常有鼻衄、齿衄等血证，应慎用行瘀药，增入养阴凉血、止血药，如阿胶、茜根、墨旱莲、大蓟、生地黄、鳖甲等。如消化道出血之呕血、便血者，可选用白及粉、三七粉、云南白药，甚至用别直参浓煎100～150ml、泡大黄80ml和匀服用，予扶正、止血、清热三者并顾。

> ［俞仰光，潘智敏．杨继苏分期治疗肝硬化腹水的经验．中医杂志，2006，6：422］

(6)袁士良验方

药物组成：茵陈、板蓝根、马鞭草、半边莲、泽兰、泽泻、生地黄、水牛角、炒谷芽、炒麦芽、猪苓、茯苓各15g，玄参、麦冬、商陆各9g，炒川楝子6g，小蓟、白茅根各30g，太子参18g，三七粉6g。

功效：清热凉血解毒，养阴柔肝利湿。

主治：肝肾综合征证属肝肾阴虚型。

> ［马善桐．袁士良主任医师治疗臌胀经验拾零．中国中医急症，2008，10：1414］

(7)朱良春验方

药物组成：滑石12g，黄芩10g，茵陈15g，藿香8g，连翘10g，石菖蒲6g，薄荷2g，木通6g，射干、川贝母各10g，郁金、楮实子各15g，庵闾子10g，白蔻仁2g。

功效：清热利湿养阴。

主治：肝肾综合征证属阴虚、湿热交阻型。

> ［邱志济，朱建平，马璇卿．朱良春治疗肝硬化腹水临床经验和用药特色．辽宁中医杂志，2001，8：469］

此型大多属于阳伤及阴或素体阴虚，或出血过多，或因过多攻下而致阴伤者。临床变现为腹大胀满，面颊部和鼻准部多血缕，血痣，牙宣出血，鼻时衄血，口干唇燥，五心烦热，小便短少，舌质红绛，苔少或无，或裂纹，脉弦细数或弦细。

陈洪干认为本型较少见，治疗亦颇棘手，多由肝硬化腹水发展至晚期所见。湿热、瘀血、痰浊盘踞日久，正气耗伤，肺失宣肃，脾失健运，肝失疏泄，穷必及肾。肝肾阴亏，气化失司，温煦失职，濡润不能，水瘀互结。病机复杂，养阴则助湿，利湿则伤阴，故予以养阴不助湿，化湿不伤阴的鳖甲利水汤化裁。方中鳖甲、龟甲、石斛清热养阴；猪苓、茯苓、泽泻、苡仁健脾利湿；三七活血养血；白术、黄芪益气健脾。

陈天然此方为二至丸合参苓白术散加减。女贞子、墨旱莲养阴滋肾；太子参、石斛、北沙参、鳖甲益气养阴；薏苡仁、白术、猪苓、泽泻、白茅根健脾利湿；山药、枸杞滋补肝肾；丹参活血养血。

韩鸣谦此方为资肝决水煎，适用于湿热浸渍日久，肝肾阴虚，腹胀面黄，尿少深黄，便秘，下肢浮肿，消瘦无力，肝掌明显，舌瘦口干无津，舌质绛，脉细数的患者。韩鸣谦认为阴以血为生，阳靠气为助。故养阴法要合并养血活血，肝体可望复新；温阳法合并补气，阳得气助，脾气上升，心肺之阳下降，阴霾方散，水湿斯行矣。欧李果即小李仁，可润肠通便，利水消肿。半枝莲、丹参、穿山甲清热解毒，化瘀利尿。隔山消、干葛、女贞子、枸杞子、鳖甲，补肝肾，养阴血；山慈姑、丑蚝散行气止痛，活血解毒。

李普此方适用于症见腹大胀满或青筋暴露，面色晦滞，唇紫，咽干口燥，五心烦热，失眠，头目眩晕，时或齿鼻衄血；舌质红绛少津或光剥无苔，脉弦细数的患者。其中白茅根味甘而不腻，性寒而不伤胃，利水而不伤阴，实为养阴利水之佳品，可重用至 40～120g。枸杞、女贞子、旱莲草、鳖甲、龟甲养阴补肾；石斛、麦冬、天花粉养阴生津；白芍、阿胶养血柔肝。

杨继荪此方同样适用于肝硬化晚期（腹水），症见腹部膨隆有腹水，腹壁青筋显露，形体消瘦或面色晦暗，乏力，纳少食胀甚，尿量减少，舌边紫暗，脉细弦的患者。方中黄芪、当归补益气血；郁金、枳壳疏肝行气；丹参、赤芍养血活血；马鞭草清热解毒；车前草凉血、解毒。

袁士良此方为一贯煎合茵陈五苓散加减。方中茵陈、板蓝根、马鞭草、半边莲清热解毒;生地黄、水牛角、玄参、麦冬养阴生津;白茅根、太子参、泽兰、泽泻、猪苓、茯苓清热利湿,益气健脾;商陆逐水消肿;炒川楝子疏肝利气;三七粉、小蓟活血止血;佐以炒谷芽、炒麦芽固护胃气。

朱良春认为阴虚湿热型肝肾综合征既有肝肾阴虚,而又有脾胃湿热塞阻,虚实夹杂,清浊相混,热不得下行,导致腹水坚满,养阴则碍湿,祛湿又伤阴,治疗颇为棘手。但临床应知虽有阴虚各种见证,而湿热交阻则是主要方面,湿热不化,阴虚难复,腹水难消。故每拟补中去水之楮实子、庵闾子合清热解毒,祛湿化浊之甘露消毒丹加减。此方滑石、木通、茵陈利湿解毒;合庵闾子行水散血;楮实子益气利水;薄荷、藿香、菖蒲、蔻仁、射干均芳香通利,拨动气机,调差升降,疏里宣外;黄芩清热;川贝开郁下气,豁痰养阴,且有清气益气开上窍以通下窍之妙;连翘轻清透热散结;得贝母可解郁毒,《本草经百种录》谓"连翘气芳而性清凉,故凡在气分之郁热皆能巳之,又味兼苦辛,故又能治肝来留滞之邪毒也";加郁金疏泄肝胆,降气泻火,气火降则痰血亦各循其所安之处而归原矣。对阴虚湿热型患者出现之齿衄、鼻衄颇为合拍。甘露消毒丹本治湿热郁蒸,夹秽浊搏于气分。原书载治发热,目黄,胸满,丹疹,泄泻等。此方微苦而不大苦,清利而不燥利,举重若轻,妙婉清灵。

大医之法三:温阳利水方

搜索

(1)朱良春验方

药物组成:庵闾子 20g,生黄芪 30g,当归 10g,制附片 6g,干姜 2g,茯苓 15g,生白术 30g,淫羊藿 10g,丹参 15g。

功效:温补脾肾,益气化瘀。

主治:肝肾综合征证属肾阳不足型。

服法:另用益母草 100g,泽兰叶 30g 煎汤代水煎药。

[邱志济,朱建平,马璇卿.朱良春治疗肝硬化腹水临床经验和用药特色.辽宁中医杂志,2001,8:469]

(2)陈天然验方

药物组成:焦白术 30g,木瓜 10g,广木香 10g,大腹皮 15g,草果 10g,干姜 10g,制附片 15g,厚朴 15g,泽泻 15g,茯苓 15g,猪苓 15g,商陆 10g,甘草 3g。

功效：补肝温肾。

主治：肝肾综合征证属肝肾阳虚型。

加减：若以肾阳虚为主，合肾气丸加减；气虚息短者，可加黄芪、党参。

[李云安．陈天然治疗臌胀的经验．江苏中医，2001，22(5)：11]

(3)韩鸣谦验方

药物组成：熟附片、肉桂、香橼皮各 12g，茯苓、仙茅、白术、党参、大腹子、丹参各 30g，黄芪、陈葫芦皮各 50g，山慈姑 6g，丑蛄散、土鳖虫各 3g，穿山甲 5g。

功效：温脾暖肾。

主治：肝肾综合征证属寒湿困脾，脾肾阳虚型。

[高玉明．韩鸣谦治疗臌胀经验简介．湖北中医杂志，2001，23(4)：12]

大医有话说

朱良春指出，肝病日久，疏泄不及，损及脾肾，以致命火不足，气化失司，渐成腹水。临证见面色㿠白，神疲怕冷，纳呆脘痞，腹胀大，下肢浮肿，大便溏或次数多、尿少，舌淡苔白，脉多沉细等肾阳不足证，均宜温肾培本为主。方中用桂、附、干姜、淫羊藿温煦脾肾之阳；重用黄芪补肝脾之气；并以大剂量益母草、泽兰、庵闾子化瘀行水，腹水消退更速。腹水消退后，以复肝丸善后。盖温补肾阳，有补火生土之意。故温肾即所以补脾，但必须注重温补药之用量尤其是姜附之量，必须慎用，故温补药疗效全在审时度势，灵活运用也。

陈天然此方适用于肝肾综合征伴见腹水量多。临床表现为腹大胀满不适，早宽暮急，畏寒肢冷，面色萎黄或白，脘闷纳呆，或有下肢浮肿，或有阳痿，大便溏泻，小便短少不利，舌质胖，淡紫，舌苔厚腻或呈白滑，脉象沉迟或沉弦缓。本方为实脾饮加减。方中重用焦白术、茯苓健脾去湿；草果、干姜、附片温脾寒；大腹皮、木瓜、泽泻、猪苓利脾湿；商陆逐水消肿；木香、厚朴行气散满，增强大腹皮、茯苓、木瓜去湿行水的作用；互相配合就能达到温脾化湿，行水消肿的目的。

161

韩鸣谦此方为温阳决水煎。适用于症见寒湿困脾,脾肾阳虚日久,腹胀畏寒,溏泻,肢软无力,肝区隐痛,小便少,浮肿,面色苍白,口淡舌胖嫩有齿痕,脉濡的患者。温阳法合并补气,阳得气助,脾气上升,心肺之阳下降,阴霾方散,水湿斯行矣。故方中以党参、黄芪益气;熟附片、肉桂、仙茅温阳;香橼皮、茯苓、白术健脾渗湿;陈葫芦皮、大腹子、丹参活血利水;山慈姑、丑蚰散、土鳖虫、穿山甲活血利坚散结。

大医之法四:活血化瘀方

搜索

(1)金实验方

药物组成:茵陈 15g,山栀、淡竹叶各 10g,泽泻、炒车前子 15g,大腹皮 12g,天麻 10g,酒大黄 6g,炒黑丑、丹皮、丹参各 10g,葛根 20g,赤芍、白芍各 15g,木香 10g,茯苓 15g,生地、熟地、六一散、炙鳖甲、焦楂、神曲各 10g。

功效:清热利湿,活血利水。

主治:肝肾综合征证属湿热内蕴,血瘀水停型。

[龙桂珍,陶锦文.金实辨治臌胀经验.辽宁中医杂志,2006,33 (12):1547]

(2)张慧君验方

药物组成:雷公藤 12g,鸡血藤 12g,水蛭 6g,丹参 15g,炮附片 10g,桂枝 10g,山药 12g,醋柴胡 12g,草豆蔻 3g,木香 3g。

功效:活血化瘀,补肾。

主治:肝肾综合征证属肾亏,脾虚夹瘀型。

[丁文君,沈明霞,张慧君.从瘀论治肝肾综合征.甘肃中医,2007,20(2):9]

大医有话说

血瘀是肝肾综合征的病理类型之一,患者常出现肝纤维化、肾血流动力学异常等病理变化,因此活血化瘀法已成为治疗本病的一个重要方法。《内经》中"去菀陈莝"即是。

　　金实根据多年临床经验和研究发现，肝病日久，多种病理因素均可引起血瘀证，血瘀常是臌胀病情加重或复发的重要原因。血瘀助湿而水停、血瘀碍气而气滞、血瘀日久而化热，以及胃络瘀阻，而脾运呆滞等等都是临床必须重视的环节，因此，活血软坚法应贯穿于治疗臌胀的始终。但活血祛瘀药物的选择当以化瘀药配伍清热利水或淡渗利湿作用的药物为主，用药切忌辛香温燥，恐伤阴耗血、动血动风。金实认为，活血选用丹参、赤芍、白芍、泽兰、泽泻、鳖甲、桃仁、制大黄、䗪虫、三七之类。活血软坚法可配合理气（如大腹皮、陈皮、枳壳、路路通）、益气（如党参、白术、黄芪）、清热利水（茵陈、马鞭草、虎杖、败酱草、金钱草）、滋阴（白芍、生地）、淡渗（茯苓、猪苓、泽泻）、温经（桂枝、鸡血藤、制附片）、疏肝（柴胡、郁金、香附）等法。本方由茵陈蒿汤、犀角地黄汤去犀角加炙鳖甲，六味地黄汤去山茱萸、山药，以及六一散等方化裁，再加黑丑、车前子、大腹皮、木香、丹参等而成。其中，用茵陈蒿汤合淡竹叶、炒车前子功在清利湿热，黑丑配大黄通泄水湿瘀热，又用丹参、葛根、穿山甲以活血通络，乃针对"血不利则为水"、加强利水作用所设。此三者，旨在去其标实；用六味地黄丸去山茱萸、山药加炙鳖甲以滋阴软坚固本，顾其本而不滋腻留邪；至于天麻一味，似为半身麻木、抽搐而用，实为肝肾阴亏日久有恐肝阳上扰所设，既病防变，可谓寓意深刻。

　　张慧君此方为金匮肾气合四物汤加味。方中炮附片、桂枝、山药温补肾阳；雷公藤、鸡血藤、水蛭、丹参活血养血，化瘀通络；醋柴胡、草豆蔻、木香疏肝理气，以加强活血化瘀之功。

大医之法五：疏肝理气方

搜索

(1)韩哲仙验方

　　药物组成：川厚朴、青皮、陈皮各9g，八月札、猪苓、茯苓、泽泻各15g，腹皮子各9g，腹水草、郁李仁、车前子(包)、葫芦、玉米须各30g，腹水丸9g(分吞)。

　　功效：疏肝理气，逐水消胀。

　　主治：肝肾综合征证属肝脾气滞，水气停蓄型。

［张玉琴．韩哲仙治疗臌胀病经验．辽宁中医杂志，2005，32(6)：520］

(2)李普验方

药物组成：生晒参 12g，当归 15g，郁金 15g，川芎 15g，炮穿山甲 10g，茯苓 30g，炒白术 30g，陈皮 15g，砂仁 12g，茯苓皮 40g，冬瓜皮 40g，猪苓 30g，泽泻 15g，车前子 30g，大腹皮 30g，厚朴 15g，枳实 15g，上沉香 3g(冲)，鸡内金 12g，焦山楂、焦神曲、焦大麦芽各 20g。此基本方中利水药减量，选加柴胡、香附、佛手、木香、醋青皮、地骷髅等。

功效：疏肝理气消胀。

主治：肝肾综合征证属肝郁气滞，水浊不运型。

［李素领．李普治疗肝炎后肝硬化腹水的经验．上海中医药杂志，2008，42(11)：13］

(3)徐景藩验方

药物组成：炒当归 10g，杭白芍 10g，川石斛 15g，枳壳 10g，鸡内金 15g，大腹皮 10g，马鞭草 15g，芦根 30g，车前子 15g，玉米须 30g，冬葵子 10g，连皮茯苓 20g，黑大豆 20g，黑丑 6g。

功效：养肝行气利水。

主治：肝肾综合征证属瘀血郁肝，脾虚运化型。

［邵铭．徐景藩治疗肝硬化腹水经验探析．辽宁中医杂志，2008，35(3)：343］

(4)杨继荪验方

药物组成：柴胡、郁金、枳壳、当归、丹参、赤芍、延胡索、马鞭草、失笑散、降香、绿萼梅、生山楂、鳖甲。

功效：疏肝理气，活血行瘀。

主治：肝肾综合征证属肝脾失调，气血郁滞型。

［俞仰光，潘智敏．杨继荪分期治疗肝硬化腹水的经验．中医杂志，2006，6：422］

（5）袁士良验方

药物组成：茵陈、薏苡仁、板蓝根、土茯苓、大腹皮各 30g，垂盆草、金钱草、半边莲各 20g，赤芍、泽兰、泽泻、水红花子各 15g，柴胡、炒陈皮各 10g，黑丑 6g（碎）。

功效：清热利湿解毒，理气化瘀逐水，佐以疏肝。

主治：肝肾综合征证属湿毒蕴结，肝失疏泄，气郁水停于腹。

［马善桐．袁士良主任医师治疗臌胀经验拾零．中国中医急症，2008，10：1413］

大医有话说

此证型多因情志郁结，或饮酒过多，或感染虫毒，或黄疸、积聚等伤及肝脾，使肝脾失调，气血郁滞所致。

韩哲仙此方适用于症见脾肿大，腹水大量，腹大如盆，两胁作胀，胸闷气窒，纳差肢肿，二便不畅，舌苔薄白，脉沉弦的患者。方中川厚朴、青皮、陈皮、八月札疏肝理气；猪苓、茯苓、泽泻、腹皮子、腹水草、郁李仁、车前子（包）、葫芦、玉米须清热利湿，利尿通淋；形体尚实，腹水大量为气水停，根据《标本病传论》曰："先病而后生中满者治标"，运用理气分消为基本治法，加腹水丸逐水消胀，腹水排除再予养血柔肝，疏肝理气调治。

李普此方为其治疗肝肾综合征腹水患者所拟的基本方加减所得。患者症见腹大不坚，腹壁皮皱不变，叩之如鼓，胁下胀满或疼痛，疲倦无力，嗳气不爽；舌质红，苔白腻，脉弦。治宜疏肝理气消胀为主，所加之药中以地骷髅最为有效。柴胡、香附、佛手、木香、醋青皮均为疏肝理气之品。

徐景藩将腹水治疗分为 4 法，其中治肝法重在补肝化瘀，消瘕利水。肝气虚者，黄芪为补肝气之要药，可与黄芪皮一起用以增加利水之功，亦可加用连皮茯苓、冬瓜皮等；肝阳不足者，可用附子、干姜、防己等通阳利水；肝血不足，肝阴虚者，较为难治血虚血瘀，邪水不化，重在养血和瘀，滋阴利水，可用一贯煎合牡蛎泽泻散，其中牡蛎、海藻既有软坚散结之功，又能祛水气，现多采用邹良才先生"兰豆枫楮汤"加减，药用：泽兰、泽泻、黑料豆、路路通、楮实子。此方为归芍六君子汤作主方，适合患者症见腹胀、口干不欲饮，面色微红，形体偏瘦，舌质红，苔薄少，脉细弦数。方中当归、白芍活血养血；配合石斛养阴，而不用枸杞、生地等滋腻之物，因此类药碍湿，不利于腹水的消退;合用马鞭草、芦根、车前子、玉米须、冬葵子、连皮茯苓共图活血健脾利水之功。黑丑泄浊、泻水,但不宜多用久用,以防伤正;佐以枳壳行气利水,鸡内金、黑大豆健脾消食。

杨继苏此方适合肝肾综合征的早期,患者症见腹脘胀痛不舒,纳少、神倦乏力,舌淡、苔薄白或薄黄,脉弦滑。亦可见胸腹面有红缕、赤痕,并伴有肝脾肿大。故以疏肝理气,活血行瘀作为治疗的常法。旨在通过治疗,达到散郁化滞,行气活血之效,使肝得疏泄、脾得健运。虽然本脏已虚,但早期邪实滞留正气尚存,属虚中夹实之偏于实者,故权衡用药时宜祛邪为主,根据需要可酌予清补之品。切忌用滋腻温补而致邪恋滞重。临床可按兼证之别,分类随症加减。本方中柴胡、郁金、枳壳、绿萼梅疏肝行气;当归、丹参、赤芍、失笑散、降香养血活血;延胡索行气止痛;马鞭草清热解毒,凉血活血;生山楂配延胡索,行气活血散瘀;鳖甲养阴散结。

袁士良此方适合湿毒蕴结,肝失疏泄,气郁水停于腹的患者,症见胀,胁痛,乏力,口苦,尿少黄赤,恶心厌油,大便不爽,时有烦躁,夜寐欠安。目睛黄染,颈胸可见赤丝红缕,手见朱砂掌,腹隆如蛙,腹壁青筋隐现,腹水多,下肢微肿,舌质暗红,舌苔黄腻,脉滑。方选茵陈蒿汤加减。方中薏苡仁、板蓝根、土茯苓、大腹皮清热解毒,渗湿利睡;茵陈、垂盆草、金钱草、半边莲清热退黄;赤芍、泽兰、泽泻、水红花子活血化瘀,利水消肿;柴胡、炒陈皮疏理肝脾之气,黑丑逐水退肿。

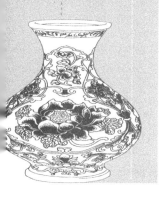

第8章 巧用本草，帮你粉碎肾结石

肾结石(calculus of kidney)指发生于肾盏、肾盂及肾盂与输尿管连接部的结石。多数位于肾盂、肾盏内，肾实质结石少见。平片显示肾区有单个或多个圆形、卵圆形或钝三角形致密影，密度高而均匀。肾是泌尿系形成结石的主要部位，其他任何部位的结石都可以原发于肾脏，输尿管结石几乎均来自肾脏，而且肾结石比其他任何部位结石更易直接损伤肾脏。该病属于中医"淋证"范畴，是以小便不爽，尿道刺痛为特点。常以小便排出沙石为主证，中医称之为"石淋"。

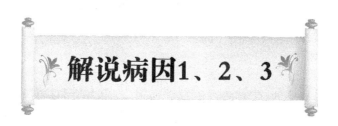

解说病因1、2、3

1. 实型

症见尿中时夹砂石，小便艰涩，或排尿时突然中断，尿道窘迫疼痛，少腹拘急，或腰腹绞痛难忍，尿中带血，舌红、苔薄黄，脉弦或带数。

2. 虚实夹杂

症见病久砂石不去，可伴见神疲乏力，精神委顿，面白少华，舌淡红有齿痕，脉细弱无力，或伴腰腹隐隐作痛，腰膝酸软，手足心热，潮热，盗汗，神疲乏力，舌红少苔，脉象细数。若石淋日久不愈，也可转变为"劳淋"（小便淋沥不已，遇劳则发），应从劳淋论治（见图8-1）。

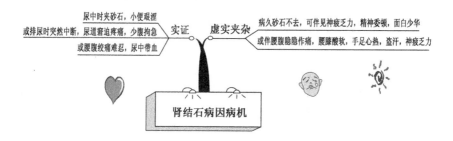

图8-1　肾结石的病因病机

中医治病，先要辨证

1. 膀胱湿热

尿频、尿急、尿痛，小便黄赤或混浊而短小，或有砂石，或尿血，发热，或兼恶寒，口干口苦，腰痛。舌质红，苔黄腻，脉滑数。治宜清热利湿，解毒通淋。方以八正散加减。

2. 小肠实热

小便涩痛，尿黄赤，或血尿，心烦，不寐，面赤口疮。舌质红，苔薄黄，脉数。治宜清心凉血，导赤通淋。方以导赤散加减。

3. 肝气郁滞

小便涩滞，频急，少腹满痛。舌质带青，脉弦。治宜疏肝利气，疏导通淋。方以沉香散加减。

4. 肝胆郁热

小便频急、赤热、涩痛，小腹痛，腰痛，寒热往来，心烦欲呕，不思饮食。舌边红，苔黄厚，脉弦数。治宜清利肝胆，疏通水道。方以龙胆泻肝汤加减。

5. 脾虚湿阻

小腹坠胀，尿有余沥，面色淡白，倦怠乏力，纳减，大便时溏。舌质淡白胖嫩或有齿印，苔白，脉虚细无力。治宜补中益气，利水通淋。方以补中益气汤加减。

6. 阳虚湿浊

小便混浊如脂，涩痛不甚，日久不愈；眩晕，神疲乏力，纳减便溏，畏寒肢冷，腰膝酸软。舌质淡白或紫而胖嫩，苔白，脉沉细弱。治宜补肾健脾，温阳通淋。方以参苓白术散加味。

7. 阴虚湿浊

尿频而短，或浊如米泔，小便涩痛；伴有头晕耳鸣，腰膝酸软，咽干口燥，低热，手足心热。舌质红，苔少，脉弦细数。治宜滋阴补肾，化浊通淋。方以知柏地黄丸加减（见图8-2）。

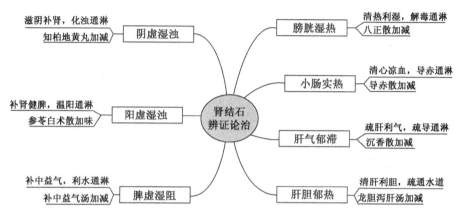

图8-2 肾结石的辨证论治

肾结石的大医之法

大医之法一：清热利湿方

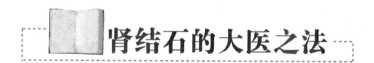

(1)韩臣子验方

药物组成：瞿麦、滑石、冬葵子各30~60g，并酌选车前子、酒大黄等。

功效：清热利湿。

主治：肾结石证属湿热郁结型。

[隗合坤,韩丽霞,王晴.韩臣子治疗巨大肾结石经验.河北中医,2006,4:246]

(2)叶任高验方

药物组成:穿破石 30g,滑石 15g,石韦 20g,鸡内金 15g,海浮石 15g。

功效:清热化湿,溶石排石。

主治:肾结石证属湿热郁结型。

[陈严文.叶任高教授治疗肾结石临床经验.中国中西医结合肾病杂志,2006,7:376]

大医有话说

饮食不节、起居不调或自身湿热体质,均可导致湿热下注,煎熬尿液,结为砂石而引起石淋。而石淋日久,又会阻碍气机升降,进一步加重水湿排除不畅,故互为因果,恶性循环。汉代医家张仲景在《金匮要略》中指出:"热在下焦者,则尿血亦令淋秘不通。"以上两方针对湿热型的肾结石,着重治标。

韩臣子此方为针对症见肾绞痛发作,大便不畅,舌质偏红,苔黄腻,脉弦或数的患者。方中瞿麦苦、寒,功效为利尿通淋,破血通经。《本草备要》中说瞿麦"降心火,利小肠,逐膀胱邪热,为治淋要药。"滑石此处功效也为利尿通淋,常用于热淋、石淋、尿热涩痛。《药性论》中提到其"能疗五淋,主难产,除烦热心躁,偏主石淋"。可见滑石为治疗湿热型石淋的要药。冬葵子甘、寒,可行水滑肠,清热排脓,主治二便不通、淋病、水肿。选加的车前子也为清热利尿通淋之品;酒大黄主清湿热。

叶任高认为湿热是肾结石的主因,故清热利湿应贯穿治疗的整个阶段。此方为其家传排石汤,方中穿破石可化痰利湿,散瘀止痛,《南宁市药物志》述其可"破血通经,治淋浊,去远年瘀积、结石"。海浮石可化痰软坚通淋,《本草纲目》中述:"浮石,气味咸寒,润下之用也。清其上源,故又治诸淋。"此外,现代药理研究表明,石韦、鸡内金还具有溶石作用。

大医之法二：益气补肾方

搜索

(1)李孔定验方

药物组成：肉桂、白术、茯苓、甘草、赤芍、橘核、茵陈。

功效：温阳化气，散结破滞。

主治：肾结石证属肾气亏虚型。

> [张耀，景洪贵．李孔定治疗肾结石伴积水的经验．四川中医，
> 1994，8:5]

(2)韩臣子验方

药物组成：肉桂、附子，酌加干姜、山茱萸、女贞子、菟丝子、桑寄生、续断等。

功效：益气补肾。

主治：肾结石证属肾气亏虚型。

加减：调中之法常用白术、枳壳、生黄芪、芒硝；常用排石药鱼枕骨、海金沙、鸡内金、金钱草、猫须草。肾绞痛发作者加白芍药 $30\sim100g$，甘草 $10\sim30g$，缓急止痛。

> [隗合坤，韩丽霞，王晴．韩臣子治疗巨大肾结石经验．河北中医，
> 2006，4:246]

大医有话说

泌尿的功能正常与否，取决于膀胱的气化作用，即所谓"气化则能出焉"。肾阳充足则膀胱气化功能正常，水湿适时排出；肾阳虚则膀胱气化功能失司，影响尿液排泄，其秽浊聚而成石。正如巢元方《诸病源候论•诸淋病候》所云："肾主水，水结则化为石。"以上两方针对肾虚为主的肾结石患者。

李孔定此方针对肾或输尿管上段结石伴肾盂积水，主要表现为腰部胀痛，伴见面色㿠白，畏寒肢冷，倦怠乏力，脉多沉迟，舌淡红，苔薄白滑。此方为苓桂术甘汤加味，肉桂（阳虚甚者加附片）温补肾阳以助膀胱气化；白术、

茯苓化湿行水;甘草配赤芍化瘀解痉,缓解挛痛;配橘核行气破滞,增强止痛之效;重用茵陈利水排石。

韩臣子此方针对症见腰膝无力,身倦乏力,脉沉而弱的患者。方中肉桂、附子为君,温阳益气,佐以干姜温阳化气,山茱萸、女贞子、菟丝子补肾,桑寄生补肾温中,现代药理研究显示其具有利尿、扩血管的功效;续断甘温助阳,辛温散寒,具有补肝肾、续筋骨、调经脉的作用。全方以补为主,一派补益肾中元气之药,故临证应酌情加用排石药,方可显效。

大医之法三:标本兼施方

搜索

(1)刘贵权验方

药物组成:金钱草、海金沙、生鸡金、冬葵子、南石韦、萹蓄草、桑寄生、王不留行、广木香、金狗脊、车前子、怀牛膝、滑石粉。

功效:益气和荣,清热利湿。

主治:肾结石证属本虚标实型。

加减:血尿加三七面、血余炭、小蓟炭、仙鹤草;腰痛甚加生杜仲、补骨脂、威灵仙、枸杞子;胁肋胀痛加北柴胡、川楝子、白芍、厚朴、台乌药;肾积水(肾囊肿)加生薏苡、建泽泻、路路通、冬瓜皮;浮肿加生黄芪、茯苓皮、抽葫芦;尿路感染、尿液混浊加萆薢、木通、虎杖、黄柏。

[高丹枫.刘贵权老中医治疗肾石症的经验.北京中医,1998,5;3]

(2)陈苏生验方

药物组成:琥珀6g(研吞),生内金6g(研吞),金钱草30～50g,海金沙10g,金铃子10g,温郁金10g,冬葵子10g,六一散30g。

功效:行气解郁。

主治:肾结石证属气滞郁结型。

加减:肾盂积水、输尿管扩张者酌加赤小豆30g,大叶青10g,泽泻10g,冬瓜子15g,桂枝6～10g,车前子10g。兼见血淋(有肉眼血尿或尿检提示RBC阳性者)加萹蓄10g,白茅根30g。热甚或大便秘结者加生大黄10g(后下)。尿急、尿频、尿痛者加车前子10～15g,石韦10g,瞿麦10g。腰腹部疼痛较剧者加生白芍10g,元胡10～15g,乌药10g。有气虚证者酌加生黄芪

10～30g,炒白术 10～15g。

服法：琥珀、生内金二味药，有效成分水煎溶出不易，故须研粉生吞其效方佳。

[陈建平. 学习陈苏生经验五金同用治疗肾石病. 中医文献杂志，1999,3:36]

(3)沈英森验方

药物组成：大黄、金钱草、鸡内金、瞿麦、琥珀、牛膝。

功效：清热利湿，活血排石。

主治：肾结石患者体质壮实型。

加减：若肾区疼痛较剧烈，可用较大剂量延胡索。脾虚则应健脾，阴亏则要养阴，要先改善患者的体质，再论及祛邪。

医嘱：嘱咐患者多饮水，尤其服药后饮用一定量的水，并用双手叩击肾区，对加快结石排出有一定的帮助。

[黎俏梅. 沈英森教授治疗石淋临床经验. 中华实用中西医杂志，2006,19(2):178]

(4)郭恩绵验方

药物组成：金钱草 30g,海金沙 20g,鸡内金 20g,桃仁 15g,川芎 15g,牛膝 15g,枳壳 10g,三棱 10g,芒硝 10g,白芍 20g,甘草 10g 等。

功效：标本兼顾，补泻兼施。

主治：肾结石证属本虚标实型。

加减：腹痛甚者加乌药、香附、元胡等；血尿明显者加汉三七面、白茅根、蒲黄炭等；脾气虚者加党参、白术、太子参等；肾气虚者加枸杞子、菟丝子等；病久血瘀者加丹参、泽兰等。对直径小于 0.75cm 的泌尿系结石若能坚持长期治疗，疗效理想。另外对于体积较大的结石，可以先行体外碎石，再配合汤药口服排石。

[周微. 郭恩绵教授中医治疗肾脏疾病的用药经验. 中华中医药学刊，2007,4:657]

(5)张琪验方

药物组成：金钱草 50～75g,三棱 15g,莪术 15g,鸡内金 15g,丹参 20g,

175

赤芍 15g,红花 15g,丹皮 15g,瞿麦 20g,萹蓄 20g,滑石 20g,车前子 15g,桃仁 15g。

功效:溶石排石。

主治:肾结石证属本虚标实型。

加减:若结石体积过大,难以排出,可以加入甲珠、皂刺以助其散结消坚之功;若病程日久正气亏虚,应扶正与驱邪兼顾,肾气虚者可以加入熟地、枸杞子、山药、菟丝子等;肾阳不足者,加以肉桂、附子、茴香等;兼有气虚者,可以适当配党参、黄芪。

[孙元莹,吴深涛,王暴魁.张琪教授治疗肾结石经验介绍.时珍国医国药,2007,18(7):1792]

(6)张绪生验方

药物组成:金钱草 30g,鸡内金、海金沙、黄芪、丹参、怀牛膝、虎杖、淫羊藿各 20g,石韦 15g,乌药 10g。

功效:补肾活血,利尿排石。

主治:肾结石证属本虚标实型。

加减:若口苦,大便干,舌红苔黄,脉数,可以加大黄 6g,虎杖增至 20g 以清热解毒,利尿排石;若失眠不寐,可加夜交藤 20g,炒酸枣仁 20g,莲子 20g 以养血安神;若尿少,淋漓不尽,可加白茅根 20g,车前子 15g(包煎),泽泻 10g 以清热利尿;若腰部酸痛较重,可加杜仲、枸杞子各 20g 以补肝肾强筋骨;若腰部疼痛较剧,可加芒硝 10g,乌药 20g,红花 6g,川芎 10g 以解痉止痛,活血化瘀;若气虚者加黄芪 20g,党参 10g 以补益正气;阴虚火旺者加知母、黄柏各 10g 以滋阴降火;尿频、尿急、尿痛者加萹蓄、瞿麦各 10g 以利水通淋;肉眼可见血尿或尿常规发现红细胞者加仙鹤草 20g,蒲黄炭 10g 以止血;结石固定不移者加王不留行 20g,冬葵子 10g 以促进排石。

[万涛,侯如艳.张绪生治疗肾结石的临床经验.世界中医药,2009,1:25]

(7)薄敬华验方

药物组成:

益气补肾:杜仲 15g,桑寄生 30g,川断 15g,骨碎补 15g。

活血化瘀:丹参 30g,川芎 15g,桃仁 15g,红花 15g,赤芍 15g,白芍 15g,

地龙10g,川牛膝15g,王不留行15g。

化石药:金钱草碎石之时一般用量为30~60g,但据病情需要,最大可达120~160g。常用金钱草30~60g,石韦15g,海金沙12g,鸡内金30g。

利尿药:滑石30g,萹蓄15g,瞿麦12g,冬葵子15g,车前子30g,泽泻20g。

功效:益气活血,利尿排石。

主治:肾结石证属本虚标实型。

[邢德伦,陈刚,戎志斌,等.薄敬华治疗肾结石经验.实用中医药杂志,2009,2:97]

(8)白金尚验方

药物组成:桑寄生30g,怀牛膝15g,鸡内金30g,黄芪20g,金钱草30g,海金沙、石韦、车前子、萹蓄、瞿麦、冬葵子、穿甲、延胡索各10g,生甘草6g。

功效:补益肾气,清利湿热,化石排石,利尿通淋,兼以活血祛瘀。

主治:肾结石证属本虚标实型。

加减:肉眼可见血尿或尿常规发现红细胞加仙鹤草10g,小蓟10g;结石体积大难以排出加夏枯草、皂角刺。

[张瑜,李海华,张风云.白金尚治疗肾结石经验.河北中医,2010,6:808]

(9)邵朝弟验方

药物组成:金钱草、滑石(先煎)各30g,石韦、冬葵子、鸡内金、海金沙各15g,牛膝、乌药各12g。

功效:益气养肾,利尿排石。

主治:肾结石证属本虚标实型。

加减:若尿道灼热涩痛者,加蒲公英、珍珠草清热利湿通淋;有血尿者,清热凉血止血,常用白茅根、大小蓟、藕节等;若腰腹胀痛明显者,加陈皮、乌药行气除胀止痛;结石锢结难移而体质较强者,加穿山甲、桃仁通关散结;血瘀明显者,加赤芍、蒲黄活血化瘀;兼见阳虚者,加肉桂、仙灵脾温阳益气;阴虚者,加生地黄、女贞子、枸杞子滋阴降火;湿热重者,加知母、黄柏清热利湿;若兼见神疲乏力,便溏纳呆等气虚证者,加黄芪、党参益气通淋。

[李鸣,巴元明,何伟,等.邵朝弟诊治肾结石的经验.湖北中医杂志,2010,7:29]

大医有话说

肾结石的病程往往较长,肾气虚则膀胱气化功能失司,影响尿液排泄,日久蕴而化热,煎熬水液,日积月累,聚为砂石。结石瘀结尿路,郁滞不得下泄,致气血运行不畅,气滞血瘀,壅遏不通,不通则痛,故久病入络致瘀。从这个病程特点不难看出,肾结石是以肾虚为本、湿热瘀滞为标的本虚标实之证。故众多医家在选择治法时,都不拘泥于某一单一治法,而是更多选用标本兼顾、气血同调的方法,从而本章大多数验方皆属于此类。

刘贵权此方为其自拟的肾石汤,他认为本病外因多为饮食不节、地区水质异常;内因乃肾虚而致泌尿机能失调,气化不利,湿热浊阴瘀滞,结而为石。病机以肾虚为本,湿热为标。故方中以怀牛膝、金狗脊、桑寄生补益肾脏;萹蓄草、王不留行、车前子、南石韦、滑石粉、冬葵子清热利湿,利尿通淋;金钱草、海金沙、生鸡金通淋止痛;佐以广木香行气止痛。瘀热阻滞是形成石淋的重要条件,故佐以通调气血以加强祛石或化石,方中王不留行、金钱草、广木香均有散瘀活血的作用。

陈苏生在治疗结石病的时候,每喜"五金"(鸡内金、金钱草、海金沙、金铃子、温郁金)同用,收到了较为理想的效果。琥珀为古代医家治疗泌尿系结石(石淋)所习用,如《太平圣惠方》云"治石淋水道涩痛,频下砂石,宜服神效琥珀散方"。而宋·张锐之《鸡峰普济方》、元·许国桢之《御药院方》、元·罗天益之《卫生宝鉴》等书中均有琥珀散治疗淋证的记载。《本经逢原》云:"琥珀,消磨渗利之性,非血结膀胱者不可误投。"其功能散瘀止血,利水通淋。现代曾有人报道琥珀有扩张平滑肌之作用,以之合"五金"为本方之主药。《医学衷中参西录》云:"鸡内金,鸡之脾胃也。中有瓷石、铜、铁皆能消化,其善化瘀积可知……不但能消脾胃之积,无论脏腑何处有积,鸡内金皆能消之。"金钱草清热解毒,利尿通淋,现代药理研究显示金钱草可引起输尿管上段腔内压力增高,输尿管蠕动增强,尿量增加,对输尿管结石有挤压和冲击作用,促使输尿管结石排出。海金沙清利湿热,通淋止痛。现代药理研究显示海金沙可使实验犬的输尿管蠕动频率明显增加,输尿管上段腔内压力明显升高,提示海金沙有促进排石作用。方中冬葵子清热利湿,行水滑肠；金铃子行气疏肝解郁，郁金行气解郁，此二味药亦奉为淋证之常规用药，盖二药虽为行气止痛药，其归经金铃子亦归膀胱经，陈苏生认为"凡病多参郁，治郁当以调气为要"，故行气解郁亦可以助结石之排出。而六一散即滑石与甘草以六比一的剂量配制而成，其可清热利湿，凉血止血。

沈英森此方主要针对肾结石体质较壮的患者，体壮者可用攻法。大黄、琥珀、牛膝为活血泻热之品，大黄可用10g，同煎。大黄量虽大，但煎煮时间较长，已基本破坏了引起腹泻的蒽醌甙类物质，主要用其优良的活血化瘀功能，配合琥珀，促进排除结石。鸡内金和金钱草有助于消散结石，金钱草宜重用30～60g。而针对病程稍久的患者沈英森也强调应在脾肾之虚的基础上再予以攻邪之法。

郭恩绵认为结石的形成是一个长期过程，形成之始往往无明显表现，但是正气渐渐耗伤。正气不足导致结石一旦形成则难以祛除或虽经祛除而易再生。邪实在发病中占有重要地位，但临床上不应一味清热利湿排石，而应顾护正气，提倡补泻兼施。方中金钱草、海金沙、鸡内金排石消坚；枳壳、桃仁、三棱、牛膝、川芎行气活血；芒硝化瘀软坚；白芍、甘草缓急止痛。现代药理研究认为，金钱草、石韦、萹蓄、车前子、滑石等药有利尿消炎、消溶结石、促进输尿管蠕动的作用；桃仁、牛膝具有消除尿道炎症、水肿、血瘀，使输尿管蠕动频率、幅度增加；白芍、甘草有利于输尿管的扩张，使结石排出体外的作用。

张琪此方为其经过大量的实践经验总结出的消坚排石汤。张琪认为：结石停留必使气血阻遏，而结石的排出又必须依赖气血宣通来加以推动，故在应用清利湿热基础上，必须伍以行气活血软坚化积之品，一方面宣通气血，另一方面又可促使结石溶化，同时结石阻滞于肾，使气血运行不畅，往往伤及肾中阳气，故在临证治疗时，应注意观察，酌情加入补肾助阳之品。此方中金钱草清热解毒、利尿排石，同时兼能活血化淤，为治疗尿路结石首选；三棱、莪术、鸡内金破积软坚行气；赤芍、丹皮、丹参、桃仁、红花活血化瘀、散痛消肿；再配以萹蓄、瞿麦、滑石、车前子利湿清热；诸药相伍，共奏溶石排石之效。并在其加减中指明针对虚证时的用药。

张绪生此方也为在临床实践中总结出的治疗肾结石的效方——三金排石汤。张绪生认为治疗肾结石的目的是去除肾脏的梗阻因素和感染因素，减少对肾脏的损害，并预防结石的复发。故针对疾病的病因病机，宜以清热利湿通淋，补肾活血为治疗法则，并结合具体的临床表现加减用药。方中金钱草、海金沙、石韦均为甘寒或苦寒之药,有清热利水、化石通淋之功,为治结石之圣药。又有补肾排石作用的虎杖,作用更加强大。在排石的过程中,各药相互配合,推动水的流动,加速水石的代谢,从而达到排石的目的。怀牛膝有利尿通淋、补肾活血作用,又性善下行,引结石以下,加速排石;乌药"上入脾肺,下通膀胱与肾"(《本草从新》),既能温肾顺气止痛,又能排石解痉。黄芪补气升阳、利水消肿,鸡内金助化健脾,扶助正气,培土制水。二药相伍,既能扶助已伤的正气,使苦寒之品不至于损伤脾胃。又利尿排石药多为寒凉之品,容易损伤阳气,故加用怀牛膝、淫羊藿温肾益气,增强机体的免疫功能,发挥肾脏功能,促进尿液的排泄,推动结石的排出,同时由于肾气健,又能防止结石的复发。

薄敬华认为,可以把肾脏看成管道,把结石看做阻塞水管道的石块,要想使管道中的水流通畅,必须采取以下措施:①增大管道中水流的动力,即增强水流对沙石的冲击力。②增粗管道,为石块的顺利排泄拓宽路径。③粉碎石块,或尽量减小石块的占位体积。④增大管道中的水流量,以利于石块向下排泄。薄老采取了补肾、活血、化石、利尿的标本兼治的治疗原则。补肾药能大补肾中阳气,激发阳气升腾、气化、推动之功能,从而达到增大管道中水流动力效果,而肾气虚为根本病机,因此补益肾气应贯穿治疗的全过程。活血药的作用机理主要是扩张肌管道,为结石顺利排泄拓宽路径。利尿药的作用主要是增大管腔中的流量,增强尿液对结石的冲刷能力,从而加速结石向下尿路的排泄。

白金尚此方为自拟的肾石消汤,其组方思路仍为消中寓补、标本兼施。白金尚认为,补肾药能大补肾中阳气,激发阳气升腾、气化、推动之功能,故补益肾气应贯穿于其治疗的全过程;常常大量使用桑寄生至30g。怀牛膝一药既有利尿通淋、补肾活血作用,又性善下行,引结石以下,加速排石。因利尿排石药多为寒凉之品,容易损伤阳气,故加用怀牛膝温肾益气,增强机体的免疫功能,发挥肾脏功能,促进尿液的排泄,推动结石排出的同时由于肾气健,又能防止结石的复发。金钱草、海金沙、石韦、萹蓄、瞿麦、冬葵子、车前子均为甘寒或苦寒之药,有清热利水、化石通淋之功,为治结石之要药。其中金钱草清热解毒、利尿排石,同时兼能活血化瘀,为治疗尿路结石首选。瞿麦利水通淋,活血通经,萹蓄苦降下行,功专利水,清膀胱湿热,二药伍用,互相促进,清热通淋止痛。祛邪同时不忘扶正培本,以鸡内金助化健脾,扶助正气,培土制水,黄芪补气升阳、利水消肿,二药相伍,扶助已伤正气,使苦寒之品不至于损伤脾胃。《本草纲目》谓："穿山甲能窜经络而达于病所也。"《医学衷中参西录》谓："穿山甲，味淡性平，气腥而窜，其走窜之性，无微不至，故能宣通脏腑，贯彻经络，透达关窍，凡血凝血聚为病，皆能开之。"此外，牛膝活血通经，利湿通淋，二者药势趋下，相须为用，导石下行。现代药理研究证明，车前子具有促进输尿管蠕动的作用，尤其适用于输尿管结石；清热利尿中药可使尿液稀释，尿量增加，对结石的冲刷力增大，同时使尿中某些成分发生变化，降低结石密度，以利于结石排出。

邵朝弟此方为其治疗肾结石的基本方，方中重用清热利水的排石要药金钱草，再以滑石(先煎)、石韦、冬葵子、海金沙加强利水排石之功，同时不忘以鸡内金健脾，牛膝、乌药温阳止痛以固本。再根据不同的兼证予以加减。

第9章

选对方药，巧妙治疗

肾积水

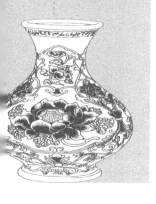

肾积水（hydronephrosis）是由于尿路阻塞而引起的肾盂肾盏扩大伴有肾组织萎缩。尿路阻塞可发生于泌尿道的任何部位，可为单侧或双侧。阻塞的程度可为完全性或不完全性，持续一定时间后都可引起肾盂积水。由于肾积水发病时的主要症状为腰痛，故中医学认为肾积水是属于"腰痛"范畴。

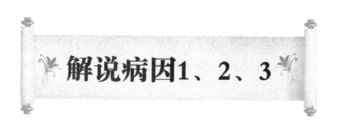

中医学认为肾积水多因脾肾亏虚，水湿不运；或因砂石梗阻，影响水行；或湿热灼阴，气化不利，水道不畅。另外，水液积聚的部位不同会有不同的临床表现，但其产生的原因是阳气不足不能温化水液所致，水液停聚使阳虚气损，而阳虚气损则不能温化水饮而成积水（见图9-1）。

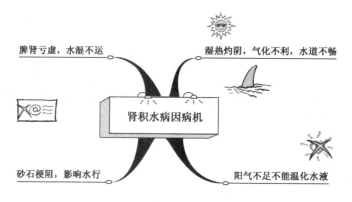

图9-1 肾积水的病因病机

中医治病，先要辨证

1. 寒湿腰痛

腰部冷痛重着，转侧不利，逐渐加重，每遇阴雨天或腰部感寒后加剧，痛处喜温，得热则减，苔白腻而润，脉沉紧或沉迟。治宜散寒除湿，温经通络。

方用渗湿汤（明·方贤著《奇效良方》）。

2. 湿热腰痛

腰髋弛痛，牵掣拘急，痛处伴有热感，每于夏季或腰部受热后痛剧，遇冷痛减，口渴不欲饮，尿色黄赤，或午后身热，微汗出，舌红苔黄腻，脉濡数或弦数。治宜清热燥湿，通利筋脉。方用加味二妙散。

3. 瘀血腰痛

痛处固定，或胀痛不适，或痛如锥刺，日轻夜重，或持续不解，活动不利，甚则不能转侧，痛处拒按，面晦唇暗，舌质隐青或有瘀斑，脉多弦涩或细数。病程迁延，常有外伤、劳损史。治宜活血化瘀，理气止痛。方用身痛逐瘀汤（《医林改错》）。

4. 肾虚腰痛

腰痛以酸软为主，喜按喜揉，腿膝无力，遇劳则甚，卧则减轻，常反复发作。偏阳虚者，则少腹拘急，面色㿠白，手足不温，少气乏力，舌淡，脉沉细。治宜温补肾阳，以右归丸为主方温养命门之火。偏阴虚者，则心烦失眠，口燥咽干，面色潮红，手足心热，舌红少苔，脉弦细数。治宜滋补肾阴，以左归丸为主方以滋补肾阴（见图9-2）。

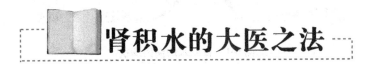

肾积水的大医之法

大医之法一：温阳利水方

搜索

（1）李孔定验方
药物组成：肉桂、茵陈、白术、茯苓、赤芍、橘核、甘草。
功效：温阳化气，散结破滞。

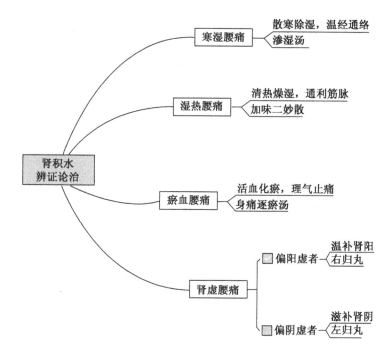

图9-2 肾积水的辨证论治

主治:肾积水证属肾阳气虚型。

［张耀,景洪贵．李孔定治疗肾结石伴积水的经验．四川中医, 1994,8:5］

(2)张兴成验方

药物组成:黄芪 30g,白术(炒)、升麻、柴胡、陈皮、人参、茯苓、泽泻各 15g,当归 12g,桂枝、制附片(先煎 2 小时)、白蔻各 10g。

功效:补脾益肾,升阳举陷,利水消肿。

主治:肾积水证属脾肾虚弱,气陷水停型。

［张兴成．补中益气汤治疗肾积水治验．四川中医,1995,3:34］

(3)霍玉森验方

药物组成:醋制甘遂末 1.4g(冲),制半夏 10g,白芍药 10g,炙甘草 10g, 桂枝 10g,茯苓 15g,白术 15g,白蜜 15g(兑入调服)。

功效:升清降浊,前后分消。

主治:肾积水证属肾阳虚弱型。

加减:小便不利加荆芥穗 12g;小便欲利而不利者加桔梗 10g;大便不通加大黄 7g(后下);腰膝酸软沉重者加黄芪 30g,牛膝 15g。

[霍玉森,于平宇.甘遂半夏汤为主治疗肾积水 19 例.黑龙江中医药,1995,5:37]

(4)吴益仙验方

药物组成:淡附、桂枝、鹿角片、山萸肉、泽泻、生黄芪、防己、鸡内金各 10g,肉桂、丹皮各 5g,熟地 20g,茯苓 15,车前子 30g(包)。

功效:温补脾肾,通阳化气,行瘀利水。

主治:肾积水证属脾肾阳虚型。

加减:热者加知母、川柏各 9g;气虚加党参 10g;气滞加枳壳、乌药各 9g;下焦湿热加川柏 9g,车前草 30g;血尿加侧柏炭 10g,白茅根 20g 或三七粉 3g;辨证属肾阴虚去肉桂,减淡附,重用生地 30g,旱莲草 30g,白芍 10g。

[吴益仙.温肾利水法治疗肾积水 37 例.四川中医,1995,8:26]

(5)何起奇验方

药物组成:肉桂 9~12g(后下),制附子 12g,猪苓、泽泻各 12g,茯苓 18~30g,益母草 15g,白术 18g,水蛭 9g,炙甘草 9g。

功效:温补脾肾,通阳化气,行瘀利水。

主治:肾积水证属脾肾阳虚型。

加减:尿检查白细胞增多,去肉桂、附子,加金银花、土茯苓易茯苓;有结石,去肉桂、附子、白术,加海金沙、鸡内金、金钱草、石韦;血虚加归身;气虚加黄芪。

[何起奇,莫汉杰.肾积水从脾肾论治 32 例.长春中医学院学报,1996,3:25]

(6)林庆锋验方

药物组成:杜仲 12g,川续断 12g,茯苓 20g,猪苓 20g,白术 15g,泽泻 12g,桂枝 6g,滑石 30g,石韦 25g,金钱草 30g,牛膝 10g,甘草 6g。

功效:补肾利水,排石通淋。

主治:肾积水证属脾肾阳虚型。

加减:肾绞痛加三棱10g,莪术10g;尿路感染加蒲公英25g,黄柏10g,白花蛇舌草15g。

[林庆锋．自拟补肾利水通淋汤治疗肾积水50例．广西中医药,1997,2(24):24]

(7)张有礼验方

药物组成:附片10～12g,白术15～30g,干姜6～10g,茯苓15～30g,白芍12～15g,石韦30g,金钱草30～60g,甘草3～6g。

功效:温肾利水。

主治:肾积水证属肾阳气虚型。

加减:气虚加党参、北芪,腰腿酸痛加补骨脂、桑寄生、牛膝;肾积水较多加椒目、黑丑;小便不利加车前子、泽泻、瞿麦、萹蓄;伴结石者加金钱草、海金沙、冬葵子。

[张有礼．温肾利水法治疗肾积水22例．江苏中医,1999,20(3):25]

(8)黄少华验方

药物组成:防己12g,椒目8g,葶苈子12g,熟大黄8g,熟附子10g,补骨脂12g,牛膝12g,续断12g,猪苓12g,太子参20g,白术12g,茯苓15g,炙甘草10g,大腹皮18g,瞿麦15g。

功效:行气消水,温补脾肾。

主治:肾积水证属脾肾阳虚型。

[陈玲玲．黄少华用己椒苈黄汤治验3则．中医杂志,2001,4:207]

(9)张忠富验方

药物组成:乌药、益智仁、桑螵蛸、白术、桂枝各8g,山药、小茴香、怀牛膝各15g,车前子8g(包煎)。

功效:温阳化气。

主治:肾积水由泌尿系畸形所致。

　　［张忠富．加味缩泉丸治愈双侧肾积水．中国社区医师，2002，3：38］

(10)姬淑萍验方

药物组成：黄芪 30g，地黄 24g，山药、山茱萸、车前子各 12g，泽泻、丹皮、牛膝各 9g，桂枝、附子各 3g。

功效：补肾温阳，益气活血。

主治：肾积水证属阳失温化，血失流畅型。

加减：肾积水偏热盛者，加白花蛇舌草 30g，黄柏 12g；石淋者加金钱草30g，鸡内金 12g；瘀血阻络加桃仁 12g，红花、穿山甲各 9g；湿浊内壅加猪苓12g，萹蓄 9g。肾阳虚者，可服金匮肾气丸；湿浊内壅则可用五苓散；脉络阻滞则用血府逐瘀汤之类，以资巩固疗效。

　　［姬淑萍，姬淑梵．济生肾气汤加味治疗肾积水 62 例．陕西中医，2005，26（8）：750］

大医有话说

　　患者病程日久，脾肾两虚，或素来脾肾不足，则水湿无以蒸化，水停于肾，饮邪内聚，壅滞不通，故而腰痛。肾积水患者中，大部分为脾肾不足而致，故温阳利水之法为众多医家治疗此病的最常用的方法。

　　李孔定此方针对由于肾阳不足，肾结石形成而导致的肾积水的患者。肾阳虚则膀胱气化功能失司，影响尿液排泄，其秽浊聚而成石。正如隋·巢元方《诸病源候论·诸淋病候》所云："肾主水，水结则化为石。"尿路砂石轻则出现腰部钝痛，重则突发肾绞痛或结石阻塞尿路致肾盂积液。肾或输尿管上段结石伴肾盂积水，主要表现为腰部胀痛，伴见面色㿠白，畏寒肢冷，倦怠乏力，脉多沉迟，舌淡红，苔薄白滑。故以温阳化气，散结破滞为法，用苓桂术甘汤加味治之。药用肉桂（阳虚甚者加附片）温补肾阳以助膀胱气化；白术、茯苓化湿行水；甘草配赤芍化瘀解痉，缓解挛痛；配橘核行气破滞增强止痛之效；重用茵陈利水排石。

　　张兴成此方本为肾气不足而致肾下垂，从而导致的肾积水所设。由于先天肾气不足，饮食无节损伤脾胃，脾胃虚弱，气血生化无源，肾失所养，肾脂肪囊减少，肾筋膜、肾血管等组织对肾固定不健全而致肾下垂。至阴虚陷,清阳之气不能温煦升腾于上,水浊之气则不随小便而降,水湿凝聚于肾形成肾积水。故用升麻、柴胡升举清阳;黄芪、人参、白术、陈皮、茯苓健脾益气,茯苓配泽泻利水消肿;白蔻醒脾化湿;当归养血;制附片、桂枝温肾阳以化湿。待水湿去后,即去泽泻,加龟甲、紫河车等血肉之品以补肾气,使中焦健运,气血充盛,肾气充实,清阳升腾,肾脂肪囊、肾筋膜等组织受气血濡养而对肾固定功能健全,体内水浊之气随小便而排泄,肾积水即获痊愈。

霍玉森指出甘遂半夏汤为治留饮之主方,由于水饮犯肾,肾阳虚弱,不能化气行水,是引起肾积水的主要原因,甘遂半夏汤入肾经,泻水饮,加味后壮肾阳,宣肺气,重在提壶揭盖,升清降浊,前后分清,以激发饮邪得以尽去。同时,根据其多年临床经验指出,此方治疗由于输尿管畸形引起的肾积水效果并不理想。

吴益仙此方同样治疗输尿管结石伴肾积水,且病程均较长的患者。病程长者,水湿停留或久用苦寒分利之法,虚实可以转化而损及肾阳,出现肾阳虚的症状,《景岳全书·肿胀》曰:"……阳王(旺)则气化而水即为精,阳虚则气不化而精即为水。"水液停滞致使阳虚气损,而阳虚气损则不能温化水饮。水为阴邪,从脏腑病机上着手的根本治法遵循"治病求本"、"虚补实泻"的原则,阳虚者法当补阳,所谓"益火之源,以消阴翳"。本方选用附子、肉桂、鹿角片为主药温阳暖胃,以阳助气化,所谓"少火生气"之意;黄芪、防己益气通阳利水;熟地滋阴补肾,辅以山萸肉、山药补益肝脾精血;佐以茯苓、泽泻、丹皮调协肝脾,泽泻、车前子、内金利水排石。《景岳全书》又曰:"善补阳者,必阴中求阳,则阳得阴助而生化无穷。"现代医学认为肾盂积水多由局部梗阻而引起,而肾积水一旦产生,即与结石梗阻互为因果,故用温肾利水法促使排出结石而改善了肾盂积水。

何起奇认为肾积水其病因病机为脾肾阳虚,阳气不足为本,湿浊瘀阻为标。治法当温补脾肾之阳为急。方中用肉桂、制附子温补脾肾之阳;白术燥湿健脾;猪苓、茯苓、泽泻淡渗利水祛湿;水蛭、益母草化瘀利水;炙甘草调和诸药,共奏温补脾肾,通阳化气,行瘀利水之功。脾肾阳气恢复,则气化行,气行则水消瘀除。

林庆锋此方为其自拟的补肾利水通淋汤,同为治疗肾结石引起的肾积水。林庆锋认为,应用传统的利尿通淋药物,或使用总攻疗法等,虽能增加尿流量,使结石上部的流体静压升高,对于小而游离的结石可有促进排石的作用,但对于大而久滞、粘连的结石作用不显,反而有加重梗阻、肾积水的弊病。故先用中药治疗消除肾积水,再行排石总攻治疗,是一种可行的方法。其病因病机主要为肾虚、膀胱湿热所致。膀胱湿热邪气稽留,上犯于肾,肾气受伐,日久损及肾阳,肾阳虚则膀胱气化无力,不能温化水液,而成肾积水。治疗重温阳则助热伤阴;重清利则易伤伐肾阳之气。故根据肾积水形成的病因病机特点,治疗采用攻补兼施为法。方中选用杜仲、川续断以温补肾阳而不燥;用五苓散以利肾水;金钱草、石韦、滑石以清利通淋;牛膝以行气血止痛;甘草调和诸药,诸药配伍,具有补肾利水,排石通淋,消除肾积水之功效。现代药理研究显示,温肾利水药能使肾盂内压力显著升高,输尿管蠕动频率明显加快,有助于推动结石下移,又助于排除积水。温阳利水药可使大白鼠积水肾 cAMP 显著升高,双侧肾脏去甲肾上腺素的含量也显著升高。前者使输尿管平滑肌松弛,后者使肾盂内压及输尿管蠕动增加,两者协同作用,以促使结石下移和积水的排除。而清热利湿类药治疗石淋的作用针对性强,疗效肯定,药理明确,故在处方中处于主要地位。各药配合,促使肾积水消除。

张有礼此方也针对由于肾结石或输尿管结石并发的肾积水。根据其临床经验发现,有相当一部分泌尿系结石的患者不表现为热象,而表现形寒肢冷,腰部冷重、苔白滑。检查有肾积水,结石相对静止。辨证多为肾阳亏虚,无以气化,决渎无权,水饮停着,当以温药和之。法用温肾补阳治本,壮火补肾以消阴翳,鼓动肾阳,决渎气化。本方为真武汤壮脾肾之阳,附子大辛大热,使肾阳得复、气化得行;白术燥湿健脾;茯苓健脾利湿;干姜温中,助附子温阳利湿;白芍柔肝止痛,敛阴缓急;配合石韦、海金沙、金钱草利水通淋。全方标本同治。

黄少华此方以己椒苈黄丸加减,原为肠间有水气,为阴邪阻遏,阳气不能蒸化,水走肠间者而设。方中防己、椒目辛宣苦泄,导水从小便而出;葶苈子、大黄攻坚决壅,逐水从大便而出。前后分消,则脾气转输,肠间水气可消,诚为一宣上运中、导水下行、消除脏器积水之良方。标证不去,本虚不复,故首选己椒苈黄攻逐水饮,导水下行,配以补脾益肾之剂培土补虚,加温肾之药以蒸化水湿,一鼓而平。标本兼顾,驱邪以扶正。

张忠富此方为缩泉丸加减,根据其临床经验,对由于泌尿系畸形所致的肾积水颇为有效。由于先天禀赋不足,脾肾阳虚,小便淋漓失约,《素问·灵兰秘典论》曰:"膀胱者,洲都之官,津液藏焉,气化则能出矣。"气化来源于肾阳,而今肾气虚致膀胱失约不藏,使尿液不能正常排泄。命门火虚衰,无助于脾阳，则脾虚失运而致全身虚衰。临床常见患者小便频而淋漓不尽，面色萎黄，颈软神疲，唇淡口糜，声微纳呆，腹部胀满，四肢失温，肌肤甲错。方拟缩泉丸加桑螵蛸、小茴香、桂枝温阳塞流，澄阳化气，肾阳得充，气化则行，加白术、怀山药补土制水，运化水谷精微，用车前子通利水道，使沥止而瘀通。

姬淑萍此方为济生肾气丸加减，所治之肾积水患者多因外感诸邪、内伤劳倦、情志失调，而致气血亏虚，阳失温化，血失流畅，肾络郁闭，水液聚积而成。西医则认为，本病常见肾脏炎症、结石、结核、囊肿等症，导致肾脏某个部位水液积聚而成。多表现为本虚标实，虚实夹杂，故治疗多补肾温阳，益气活血为本，兼通脉泄浊，活络利水。治本可使阴阳调和，气血流畅，温化有源。气行则水行，络通闭开，水道通畅，湿浊得泄，以标本兼治，扶正祛邪，互为兼顾。肾气汤温补肾气，牛膝、车前子泄下湿浊，加黄芪益气；金钱草、鸡内金利尿通淋；白花蛇舌草清热解毒；穿山甲活血通络，以增强攻补之功。

大医之法二：清热利湿方

搜索

(1)刘守洪验方

药物组成：猪苓16g，茯苓20g，泽泻12g，阿胶10g（烊化），滑石20g，车前子16g，冬葵子20g，木香10g，乌药12g。

功效：清热利湿，通利水气。

主治：肾积水证属湿热蕴结型。

加减：如合并泌尿系结石加金钱草、海金沙、石韦、王不留行、牛膝、鸡内金；若有尿频、尿急、尿痛加木通、萹蓄；大便秘结加大黄；尿血加茜草根、旱莲草、茅根；前列腺增生加泽兰、益母草、桂枝等。

> [刘守洪．猪苓汤治疗肾积水45例．山东中医杂志，1995，14(8)：345]

(2)李志龙验方

药物组成：益智仁、菟丝子、金钱草、海金沙、车前子、白茅根、王不留行各30g，泽泻24g，郁金15g，附子、鸡内金、桂枝、大黄各10g，穿山甲6g。

功效：清热利湿，温阳化气。

主治：肾积水证属湿热蕴结型。

加减:若湿热小便涩痛者,去附子、桂枝,加萹蓄、瞿麦;若腰痛小便疼痛者,加怀牛膝、石韦。

[李志龙,任忠厚.温阳排石汤治疗肾积水88例.陕西中西,1997,17(10):434]

(3)王福兴验方

药物组成:海金沙20g,内金20g,金钱草60g,石韦30g,木通8g,车前子10g,滑石30g,冬葵子30g,瞿麦20g,云苓12g,甘草10g。

功效:清利湿热,通淋排石。

主治:肾积水证属湿热蕴结型。

加减:腰痛甚者,加重甘草以缓急止痛;隐血者,加小蓟、茅根以凉血止血;发热者,加大黄、黄柏以清热泻火;病长日久,耗伤阴血者,宜虚实兼顾,方用六味地黄丸合三金石韦散论治。

[王福兴,顾明,王乐,等.三金石韦散治疗肾积水.现代中西医结合杂志,1999,8(10):1643]

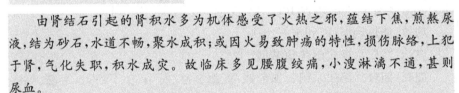

大医有话说

由肾结石引起的肾积水多为机体感受了火热之邪,蕴结下焦,煎熬尿液,结为砂石,水道不畅,聚水成积;或因火易致肿瘤的特性,损伤脉络,上犯于肾,气化失职,积水成灾。故临床多见腰腹绞痛,小溲淋漓不通,甚则尿血。

刘守洪此方为猪苓汤加减。猪苓汤滋阴清热,分利水气,其中猪苓、茯苓淡渗利水;阿胶滋肾养阴,滑石、泽泻利水清热且不伤阴。全方通利水气而不伤肾,养阴扶正而不滞邪,临床取得较为满意的效果。

李志龙此方为其自拟的温阳排石汤。温肾则能温阳化气行水,排石则能利水泻浊通气,使肾小管、肾盂通利,有利于积水的吸收和排泄。积水早期,虽然未形成结石,但肾小管及肾盂均处于积水之中,如不及时治疗,即可形成肾及输尿管结石。本病不同程度的小便不利或涩痛感多与肾气有关,因此用温阳排石法,振奋阳气,取其气行水亦行之意。方中附子、桂枝、菟丝子、益智仁温肾助阳,以加强气化;金钱草、郁金、鸡内金、海金沙、大黄、穿山甲、王不留行排石化湿泻浊;白茅根、车前子利尿通淋;白术燥湿化湿;全方温阳利水为本，妙在借排石之法，力达利水泻浊之标，融温阳利水泻浊排石于一炉，使阳复气行水化。

王福兴认为，素体阳虚之人，肾中精气蒸腾亦弱，复感湿热之邪，则宜寒热并用，不可一味清利，故以三金石韦散合大黄附子细辛汤加味，通淋排石兼顾温阳散寒，驱药直达病所，诸症自解。本病初起湿热偏盛，阴血未亏，久则耗伤阴血，出现虚实错杂之证。方中石韦通淋排石且能止血；冬葵子、瞿麦、木通、车前子、滑石清热通淋，使湿热之邪从小便去。金钱草为治湿热淋、石淋之要药；脾主运化水湿，方中用云苓健脾利水而不伤正气；甘草调和诸药且缓急止痛；更有三金重用，通淋化石之力更强，诸药为伍，既清利体内湿热又通利肾脏积水。

第10章 肾囊肿莫担心，中医名方能化解

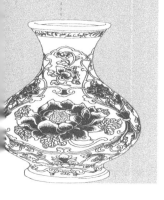

　　肾囊肿（renal cyst，cyst of kidney）是肾脏内出现大小不等的与外界不相通的囊性肿块的总称，常见的肾囊肿可分为成人型多囊肾、单纯性肾囊肿和获得性肾囊肿，任何年龄均可发生，但2/3以上的患者见于50岁以上中老年人。大多数肾囊肿不引起任何症状，如引起腰部胀痛或尿频、尿急、尿痛、尿血等泌尿系感染时，一般囊肿均较大，直径在5cm以上。本病在中医学中可属"癥积"、"痞块"、"腹痛"、"尿白"和"肝阳"等范畴。《灵枢·本脏第四十七》有"肾大则善病腰痛不可俯仰，易伤于邪"之说。

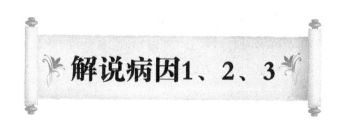

现代医学对本病病因至今不明，约半数有家族史，在成人型为显性遗传，而婴儿型为隐性遗传。中医学认为肾囊肿的病因为先天禀赋不足，肾气衰微，作强失职，恶血内阻，渐成囊状，病延日久，肾气衰于下，肝阳亢于上，湿浊停于中焦，尿少泛恶，浮肿头痛诸症丛生，终至危境而告终(见图 10-1)。

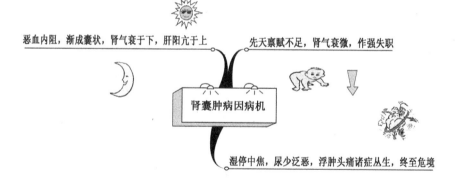

恶血内阻，渐成囊状，肾气衰于下，肝阳亢于上　先天禀赋不足，肾气衰微，作强失职

肾囊肿病因病机

湿停中焦，尿少泛恶，浮肿头痛诸症丛生，终至危境

图 10-1　肾囊肿的病因病机

中医治病，先要辨证

1. 湿热蕴肾

肢体浮肿，小便不利，灼热刺痛。色黄或红，腰背胀痛，口腻纳呆，渴不欲饮，身胀困重，舌红，苔黄腻，脉濡数。治宜清热化湿。方以四苓散、八正

散、小蓟饮子加减。

2. 脾肾阳虚水停

浮肿明显,面色苍白,畏寒肢冷,腰腿酸软,神疲乏力,纳呆或便溏,小便短少或清长,少腹可触及水囊样包块,舌嫩淡胖,苔白滑,脉沉细,或沉迟无力。治宜温补脾肾,利水消肿。方以附子理中汤合真武汤加减。

3. 肾虚血瘀水聚

肢体浮肿,小便短少,腰膝酸软,耳鸣,口唇色暗,眼眶发黑,指甲紫暗,腰胀痛或刺痛,小腹包块有压痛,舌淡暗,脉细涩。治宜补肾利水,活血化瘀。方以右归饮合少腹逐瘀汤,五苓散加减。

4. 肾虚火旺

小便短赤带血,头晕耳鸣,神疲,颧红潮热,口干咽燥,腰膝酸软,舌质红,脉细数。治宜滋阴降火,凉血止血。方以知柏地黄汤合小蓟饮子加减(见图10-2)。

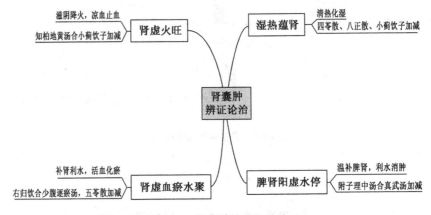

图10-2　肾囊肿的辨证论治

肾囊肿的大医之法

大医之法一：补肾消瘀方

 搜索

(1)王悟云验方

药物组成：益智仁、桂枝、牵牛子、茯苓、车前子、大腹皮、黄芪、陈皮、赤芍、牛膝、水蛭、白术。

功效：益气补肾，活血利水。

主治：肾囊肿证属肾虚血瘀型。

加减：腰酸、腰痛甚加杜仲、桑寄生；腹胀便秘加枳实、大黄；脘痞纳差加苍术、枳壳；血尿加小蓟、白茅根、木通；手足心热、夜寐盗汗加阿胶、炙龟甲、山茱萸。

> ［王悟云．补肾通瘀消积方治疗肾囊肿52例疗效观察．河北中医，2000，10：751］

(2)高鸣验方

药物组成：川牛膝、益智仁、桂枝、白术各15g，茯苓30g，桃仁、虎杖各12g，红花、王不留行、郁金、枳实、陈皮、莪术各10g。

功效：补肾活血，利水消肿。

主治：肾囊肿证属肾虚血瘀型。

加减：脾肾阳虚者，加熟附子12g，吴茱萸6g；肾虚腰酸明显者，加续断、杜仲各15g；血尿者，加大、小蓟各15g，白茅根30g；湿热下注者，加瞿麦30g，车前子15g（包煎），滑石15g；气虚者，加黄芪30g，党参15g；阴虚盗汗者，加阿胶、炙龟甲、山茱萸各10g；阴虚内热明显者，加知母、黄芩各10g；苔黄口苦者，加黄连6g；舌苔厚腻者，加白蔻仁5g（后下）。

［高鸣,付明洁,姜锐.攻补消囊方治疗单纯性肾囊肿临床观察.湖北中医杂志,2007,29(8):44］

大医有话说

本病病机多为素体肾虚,气机不畅则脾失健运使水湿停滞、痰浊内生;气滞则血行不畅,滞而成瘀,痰浊瘀血互结。气滞痰瘀互为因果,互相影响,导致癥块日渐增大;气血不畅,瘀血及痰浊湿热搏结于肾,胶着不散,不通则痛;痰瘀日久,郁而化热、损伤络脉,则为尿血。

王悟云认为,此为腹内癥积,因气滞血行不畅,滞而成瘀成积,血瘀内积影响气机之运行,气滞血瘀互为因果,互相影响,使癥块日渐增大。又本病乃源于先天虚弱,肾阳不足,水湿不运,凝血蕴里而不散,津液凝涩着而不去,久而成癥积。故治用温肾利水,行气活血之法。本方为自拟的补肾通瘀导积方攻补兼施。方中益智仁补肾固精,温肾补阳,涩精健脾;桂枝通经络,活血脉,温经散寒,通阳化气,温化水湿,健脾解痉止痛,与益智仁相伍温、通、补俱皆其宜,相得益彰,故二药乃为首选;牵牛子泻下去积消肿,通利小便;茯苓利水渗湿消肿,健脾补中,宁心安神;车前子利水通淋,清热;大腹皮下气消积,行气宽中,利水消肿;陈皮理气健胃,行气疏肝,消肿散结止痛;赤芍清热凉血,祛瘀止痛,散结消肿减毒;黄芪补气升阳,固表止汗,脱托里生肌,利水退肿;牛膝散瘀止痛,破血癥积聚,利水消肿;白术补脾益气,燥湿利水,和中固表止汗。众药合力,破癥利水而不伤正,瘀消积退而不伤肾气,故治肾囊肿效果显著。

高鸣此方为其自拟的攻补消囊方。方中川牛膝补肾祛瘀利水,引诸药下行;益智仁温补肾阳,固精健脾;桂枝通阳化气,温经散寒,温化水湿,解痉止痛;茯苓健脾补中,利水渗湿;白术健脾利水;桃仁、红花活血化瘀通络;王不留行活血通经,通利血脉;虎杖清热利湿,通络驱水;郁金解郁除痞,理气活血;枳实、陈皮行气健脾、燥湿化痰;莪术破气活血,枳实破气化痰。全方标本同治,攻补兼施。同时高鸣指出:对于囊肿已久,久病入络,患者质尚可者,宜酌加水蛭、蜈蚣等虫类药,以搜剔攻破,直捣囊肿老窠,但切勿攻伐过度,伤正败胃,而适得其反。同时单纯性肾囊肿应早期诊断,定期复查,巨大囊肿有引起严重感染、出血或高血压、破裂的可能,应引起重视。

大医之法二:清热活血方

搜索

(1)唐博祥验方

药物组成:莪术 10g,炒白术 10g,法半夏 10g,陈皮 10g,黄连 6g,昆布 10g,海藻 10g,木香 6g,厚朴 10g,生牡蛎 30g,生龙骨 30g,西红花 2g,八月札 10g,酒白芍 15g,生黄芪 20g,党参 20g,丹参 20g,桃仁 10g,琥珀面 3g,萹蓄 10g,瞿麦 10g,红景天 6g。

功效:祛痰化湿,活血利水。

主治:肾囊肿证属痰湿血瘀型。

加减:若平时喜热畏寒,腰部冷痛,手足不温,舌淡苔白,脉缓无力者,可酌加仙茅、仙灵脾、肉苁蓉补益肾阳;若平时口渴喜冷饮、便干、潮热盗汗、舌红少苔、脉细数者,可酌加麦冬、枸杞子、黄精、鳖甲以滋补肾阴;若四肢沉重、便溏、口渴不喜饮、口黏腻,舌红苔腻,脉濡者,可酌加炒白术、山药、砂仁以健脾化湿;若腰膝酸软、健忘、注意力不集中、舌淡苔白、尺脉弱者,可酌加补骨脂、狗脊、菟丝子、海狗肾、益智仁以补肾益精填髓。

[唐博祥,汪红兵,则兴宇,等.唐博祥老中医治疗肾囊肿经验.中国医药指南,2009,8:111]

(2)杨聪亮验方

药物组成:当归、川芎、苍术各 40g,木香、乳香、没药、枳壳、元胡各 30g,皂刺 20g,三七粉 5g。

功效:行气活血。

主治:肾囊肿证属血瘀型。

用法:用白棉布缝制约 25cm×30cm 的长方形袋,将上药装入,放入蒸笼文火蒸,首次蒸 1 小时后,放至适合温度,勿烫伤皮肤,将药包热敷于患处。以后使用时再蒸 40 分钟,再热敷于患处,1 天最少 2 次,1 付药使用时,可反复蒸敷 1 周。

[杨聪亮,任引亭.归芎散外用治疗囊肿 183 例.陕西中医,2004,25(3):254]

（3）赵家德验方

药物组成：白花蛇舌草、白茅根、瞿麦各 30g，薏苡仁、茯苓各 20g，黄芪 35g，水蛭 7.5g，三棱、莪术、白芷 15g，甘草 10g。

功效：清热利湿，活血化瘀。

主治：肾囊肿证属血瘀型。

> ［赵家德，张福臣．消囊方治疗肾囊肿 23 例．中医药学报，2001，29（4）：7］

大医有话说

　　肾囊肿主要原因为先天禀赋不足，若再加之情志郁结，过劳而致肝肾受损，气机不通，脾失健运，肝失疏泄，胃失和降，肾气先损，从而导致湿浊内停，凝结为痰，痰瘀交阻，脉络不畅，瘀血及痰浊搏结于肾，凝聚不散，不通则痛。气滞不通，瘀血内结，而成积证。

　　唐博祥认为痰瘀日久，化热伤络，血行脉外随尿而出，则为尿血。因此，该病早期以痰瘀内盛为主，随着病情的进展，郁而化热，伤阴动血而致虚中挟实，疾病的后期，阴损及阳，气血俱虚而为虚劳。本方应用莪术、西红花、酒白芍、丹参、昆布、海藻活血养血，消瘀散结，炒白术、法半夏健脾祛痰，化湿和胃，陈皮、木香、厚朴、行气消积，生龙骨、生牡蛎收敛固涩，活血散结，生黄芪、党参益气养血，萹蓄、瞿麦清利肾中湿热，诸药下行。

　　杨聪亮认为肾囊肿在中医属积聚范畴，病因虽有多端，但其病机主要是气滞而聚，日久则血瘀成积，方中当归辛甘温，能"破瘀血，生新血"，川芎辛温，为血中气药，性善走散，能"调众脉，破瘀结缩血……消瘀血"，与当归合用，活血行气，疏通血脉为主药；乳香、没药、元胡活血散瘀。且方中药物多芳香走窜，易于穿透，适于外用治疗。

　　赵家德认为肾囊肿多由劳累或情志不舒而致肝、脾、肾功能失调，气郁血滞，水湿痰浊壅结所致。本方为其自拟消囊方。方中黄芪益气扶正，以提高免疫能力；白花蛇舌草、白茅根、瞿麦清热利湿；薏苡仁、茯苓健脾利湿；白芷有较强的排脓作用；水蛭、三棱、莪术活血化瘀散结；甘草调和诸药，全方共奏清热利湿，活血散结之功。

第11章 治疗泌尿系结核，名中医有一手儿

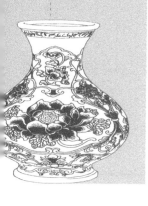

这里的泌尿系结核主要指肾结核及膀胱结核。肾结核的主要症状有低热、乏力、腰痛、尿频、尿急、尿痛、血尿等。多见于20～40岁青壮年，男女比例为2∶1。肾结核属于中医的"肾痨"、"虚痨"、"内伤发热"、"血淋"、"腰痛"等范畴。膀胱结核一般继发于肾结核，少数由前列腺结核蔓延而来。膀胱结核多与泌尿生殖系结核同时存在。结核性膀胱炎多数患者的最初症状为尿频，以后尿频逐渐加重并伴有尿急、尿痛、血尿。早期病变为炎症水肿充血和溃疡，晚期发生膀胱挛缩。病变累及输尿管口发生狭窄或闭锁不全，致肾、输尿管积水，肾功能减退。属于中医的"血淋"、"劳淋"等淋证范畴。

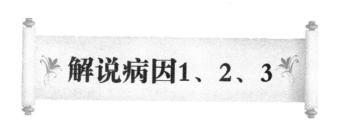

解说病因1、2、3

肾结核病位在肾，与肺、脾、肝、肾、膀胱等脏腑有关。病因是瘵虫侵犯，经肺传于肾脏或直接入肾而致。肾为肺之子，则出现肺肾同病，气阴亏损；肾与膀胱相为表里，故见尿频、尿急、尿痛等膀胱湿热证候；乙癸同源，日久肝肾阴亏，阴虚火旺；至后期还可导致脾肾阳虚、气滞血瘀等。

膀胱结核病位在肾和膀胱，与肾、肝、脾、膀胱等脏腑有关。若疾病迁延不愈，则热伤阴津，湿遏阳气，出现脾肾两虚，气滞血瘀等正虚邪实的病证。病因多由：

1. 湿热蕴结下焦，从而形成尿频、尿急、尿痛等症状。

2. 气火郁于下焦、肾虚，导致膀胱气化不利，泌尿功能失常甚至灼伤血络而成血尿。

两者病因病机有相似之处，且膀胱结核常继发于肾结核，故两者在治疗上并无大异（见图11-1）。

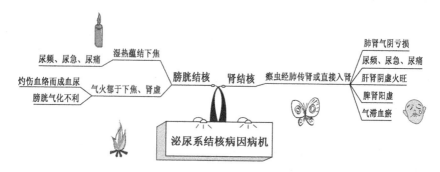

图11-1 泌尿系结核的病因病机

中医治病，先要辨证

1. 肺肾阴虚

咳嗽，咳声短促，少痰或痰中带血鲜红，尿血，尿痛，腰痛，口干咽燥，手足心热，盗汗。舌红，苔少，脉细数。治宜滋润肺肾，养阴止血。方以百合固金丸合青蒿鳖甲汤加减。

2. 湿热下注

小便短少频数，尿急，灼热刺痛，血尿或脓尿，少腹拘急胀痛，腰胀而痛。苔黄腻，脉濡数或滑数。治宜清利膀胱，化湿解毒。方以八正散合导赤散加味。

3. 肝肾阴虚

眩晕目涩，视物模糊，午后潮热，颧红，五心烦热，盗汗，小便短赤带血，形体消瘦，腰膝酸痛，四肢麻木，耳鸣，女子月经不调，男子梦遗失精。舌红苔少或苔黄，脉细数。治宜补益肝肾，滋阴降火。方以一贯煎合大补阴丸加减。

4. 脾肾阳虚

尿少，尿闭或小便失禁，腰酸或胀痛，食后腹胀，恶心呕吐，纳少便溏，神疲乏力，四肢沉重不温，或口中尿臭，面色萎黄。舌淡苔白，脉细弱无力。治宜健脾益气，温肾泻浊。方以补中益气汤合济生肾气丸加减。

5. 气滞血瘀

腰背刺痛或酸痛，夜间加重，尿少而频，尿痛，尿血。口唇舌黯或有瘀斑，脉沉紧甚则涩滞。治宜活血化瘀，行气通脉。方以沉香散合代抵当丸加减(见图 11-2)。

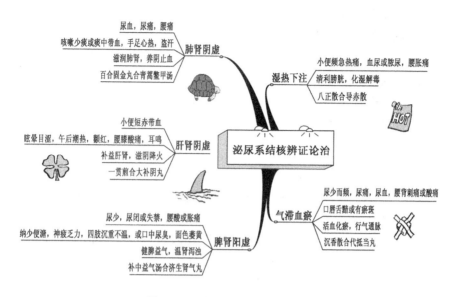

尿血，尿痛，腰痛
咳嗽少痰或痰中带血，手足心热，盗汗　肺肾阴虚
滋润肺肾，养阴止血
百合固金丸合青蒿鳖甲汤

小便频急热痛，血尿或脓尿，腰胀痛
湿热下注　清利膀胱，化湿解毒
八正散合导赤散

小便短赤带血
眩晕目涩，午后潮热，颧红，腰膝酸痛，耳鸣　肝肾阴虚
补益肝肾，滋阴降火
一贯煎合大补阴丸

泌尿系结核辨证论治

尿少而频，尿痛，尿血，腰背刺痛或酸痛
口唇舌黯或有瘀斑
气滞血瘀　活血化瘀，行气通脉
沉香散合代抵当丸

尿少，尿闭或失禁，腰酸或胀痛
纳少便溏，神疲乏力，四肢沉重不温，或口中黏臭，面色萎黄　脾肾阳虚
健脾益气，温肾泻浊
补中益气汤合济生肾气丸

图 11-2　泌尿系结核的辨证论治

泌尿系结核的大医之法

大医之法一：清热利湿方

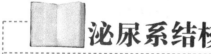

(1)李遇春验方

药物组成：当归 20g，浙贝母 10g，苦参 12g，生地黄 15g，木通 6g，竹叶 6g，栀子 10g，车前子 10g(包)，瞿麦 10g，萹蓄 20g，大黄 5g。

功效：清热除湿，利尿通淋。

主治：泌尿系结核证属湿热蕴结型。

［马玉芳．李遇春教授应用当归贝母苦参汤经验．河南中医，2005，12：20］

(2)廖志峰验方

药物组成:金银花15g,连翘15g,赤小豆15g,大蓟15g,小蓟15g,瞿麦15g,桑寄生30g,生地黄20g,山药20g,牡丹皮10g,杜仲10g,紫草10g,莲子10g,茜草10g,陈皮10g,甘草6g。

功效:清热通淋。

主治:泌尿系结核证属湿热蕴藉型。

[卢雨蓓．廖志峰主任医师辨证治疗淋证经验．河南中医,2006,1：34]

(3)朴志贤验方

药物组成:车前子15g,瞿麦15g,萹蓄15g,紫花地丁15g,蒲公英30g,猪苓15g,马齿苋30g,功劳叶15g,猫爪草15g,百部15g,青蒿15g,甘草10g。

功效:清热解毒,抗痨通淋。

主治:泌尿系结核证属湿热蕴藉型。

[孙建国,童延清,朴志贤．肾结核验案举隅．长春中医药大学学报,2004,23(5):45]

(4)沈家骥验方

药物组成:茯苓、猪苓、泽泻、白术、桂枝、桔梗、麻黄、柴胡、藿香、萆薢、瞿麦、黄柏、知母、甘草。

功效:清热利湿通淋。

主治:泌尿系结核证属湿热蕴藉型。

加减:伴见腰酸背痛者,可加续断、杜仲、怀牛膝、寄生补肝肾、强筋骨;病延日久,可酌加三棱、莪术活血化瘀,并予以培补脾肾之品,以防膀胱气化失司。

[倪凯．沈家骥主任治疗淋证的经验．云南中医中药杂志,2007,28(12):1]

大医有话说

众多医家认为湿热下注为淋证的最初也是最根本的病因。故治疗上首选清热通淋之法。

李遇春此方为当归贝母苦参丸加减。患者症见尿频急、灼痛时作，伴腰痛，小腹痛，尿黄，脉沉细，舌苔白。汉·张仲景《金匮要略·妇人妊娠病脉证治第二十》说："妊娠，小便难，饮食如故，当归贝母苦参丸主之。"当归贝母苦参丸原方由当归、贝母、苦参三味药组成，用于治疗妇女妊娠血虚热郁小便不利症。方中当归辛甘、性温，活血润燥；浙贝母辛散，利气解郁，化痰散结，并有开肺气、通水道，下病上治、提壶揭盖之妙；苦参味苦性寒，除湿泻热，利小便，与贝母相合，清肺而散膀胱郁热，使膀胱的气化功能得以恢复，小便自然通畅。李遇春认为当归贝母苦参丸主要用以治疗早期淋证属实热证者，包括气淋、热淋和血淋。此证湿热邪气蕴结膀胱，气化失司，水道不利，遂发为湿热淋。本病属淋证急性发作，虽仍以当归贝母苦参相伍为用，但略感病重药轻，并指出临床常选配八正散，清热泻火，利尿通淋，使临床疗效更加迅速可靠。

廖志峰认为临床上治疗淋证，往往只顾一味清利，不注意辨证遣方用药；只注意一时症状的缓解，不注意全身综合调理。尤其是恢复期的治疗，有一个"度"的问题，过早补益则易留邪，一味清利则苦寒败胃而病难痊愈。故要在治疗中于湿热已减之时，根据辨证适当配以理气补益之剂。故本方于清热通淋中酌加温肾固涩之剂，方中以金银花、连翘清热解毒；茜草、大蓟、小蓟、紫草凉血止血；瞿麦、赤小豆利水消肿；桑寄生、生地黄、杜仲、山药、莲子补肾固涩；牡丹皮活血化瘀，同时凉血止血之药均有祛瘀之功，使止血而不留瘀；佐以陈皮健脾扶正。

朴志贤以清热解毒、抗痨通淋法拟方，标本兼治。方中蒲公英清热解毒，利湿通淋，马齿苋清热解毒，共为君药；功劳叶清肺、止痨咳、杀虫；猫爪草治瘰疬、肺结核、疟疾；青蒿清虚热，除骨蒸；车前子利尿通淋；瞿麦利尿通淋，活血通经；萹蓄利尿通淋，杀虫止痒；猪苓利水渗湿共为臣药；紫花地丁清热解毒，消痈散结；甘草调和诸药；全方共奏清热解毒，抗痨通淋之功。现代药理研究表明：功劳叶、猫爪草、青蒿对结核杆菌有明显的抑制作用；百部对人型结核杆菌有明显抑制作用；车前子、瞿麦、萹蓄有明显的利尿作用；蒲公英、紫花地丁、黄芩有消炎作用，并有抑制结核杆菌生长的作用；猪苓有利尿作用,也有抑制结核杆菌生长的作用;马齿苋有清热、消炎的作用。诸药合用,能够有效地抑制结核杆菌的繁殖、活动,逐步杀灭结核杆菌,从而达到促进病变组织纤维化、钙化的目的。

此方为沈家骥根据临床经验自拟的加味五苓散。方中茯苓利水渗湿,《本草衍义》谓其"此物行水之功多",为治小便不利之要药,而猪苓、泽泻淡渗利水,与茯苓同用,共奏利湿通淋之效;白术能燥湿利水;桂枝入膀胱经,可助阳化气,以行水湿之邪;柴胡、藿香在本方中有化湿通利小便的作用;桔梗能开宣肺气而通二便,麻黄则上开肺气,下输膀胱,为宣肺利尿之要药,此二味药意寓于"肺与膀胱相表里"之中;萆薢能利湿,分清去浊,《本草纲目》认为其能治"白浊,茎中痛";瞿麦利尿通淋,为治淋要药,《本经》谓其"主关格诸癃结,小便不通"。黄柏清热解毒燥湿,现代医学认为其抗菌谱较广,对多种细菌有抑制作用;知母滋阴清热泻火,《本经》谓其"主消渴热中,除邪气,肢体浮肿,下水";甘草则调和诸药。该方除常见清热利尿通淋之品外,还加入了桔梗、麻黄、柴胡、藿香等药,其中桔梗、麻黄长于宣肺利尿排毒,沈家骥认为虽用麻黄有劫阴之疑,但在知母等药的共同作用下并无大碍。柴胡、藿香疏肝利湿,与它药相配更有利于全方的通淋效果。

大医之法二:益气养阴方

搜索

(1)刘锐验方

药物组成:熟地、何首乌、萹蓄、瞿麦、白茅根、石韦各 20g,黄柏、茯苓、猪苓、冬葵子、地肤子各 10g,半枝莲、栀子、白鲜皮各 15g。

功效:益气养阴,清热通淋。

主治:泌尿系结核证属肾阴虚兼膀胱湿热型。

[孙万森.刘锐教授治疗淋证经验.现代中医,1999,2:3]

(2)毛红兵验方

药物组成:熟地 15g,山药 12g,山萸肉 10g,茯苓 10g,泽泻 10g,丹皮10g,枸杞子 15g,麦冬 10g,太子参 10g。

功效:益气养阴,清热降火。

主治:泌尿系结核证属阴虚火旺为主。

加减：血尿明显或日久不消者，加地榆炭、藕节炭敛血止血。

［毛红兵．六味地黄汤加减治疗肾结核．湖南中医杂志，2004，3：
53］

(3)张琪验方

药物组成：黄芩、麦门冬、地骨皮、车前子、炙甘草、石莲肉（去心）、白茯
苓、黄芪、柴胡、党参。

功效：益气养阴，清热利湿。

主治：泌尿系结核证属气虚为主。

加减：五心烦热较甚、小便黄赤涩痛，甚则尿血、舌红脉数等症状明显
时，应酌加生地黄、玄参、白茅根、栀子等清热养阴之品；血尿甚者可加入小
蓟、藕节、蒲黄等；尿频严重，清热利湿无效者，此属下焦阳虚，应酌加薏苡
仁、桑螵蛸、补骨脂、橘核等温阳。

［孙元莹，郭茂松，姜德友．张琪治疗劳淋经验．中医杂志，2005，5：
337］

(4)黄文政验方

药物组成：太子参、麦冬、莲子、萹蓄、石韦、地骨皮、生地各15g，黄芩、炒
蒲黄、仙鹤草、六一散各10g，丹参、白茅根、小蓟各30g，车前子（包）20g。

功效：益气养阴，清热通淋，凉血止血。

主治：泌尿系结核证属气阴两亏，湿热下注型。

［赵晰．黄文政运用清心莲子饮治疗淋证验案．山西中医，2010，4
（26）：34］

大医有话说

膀胱结核日久，出现膀胱挛缩、肾功能不全等症状，常归在中医"劳淋"
的范畴。劳淋以发作反复，遇劳即发为特点，缠绵难愈，迁延数十年者屡见
不鲜，尤以中老年妇女为多。

刘锐认为淋证之病机，淋证乃虚实夹杂证，其虚非独肾虚，五脏皆可见
虚；其实非独膀胱热，六腑皆可有热，正如《中藏经》所论："诸淋者，五脏不
通，六腑不和。"淋证之虚，多见气血阴阳之不足。肾虚之淋，阴虚者症见腰

膝酸软、五心烦热,小便涩滞不利。淋证之实,不外实热和湿热下注膀胱所致。若心火炽盛,移热于小肠,致成小肠实热证,而见小便赤涩,尿道灼痛,并心烦口渴,口舌生疮等症;若热壅肺金,肺失清肃,通调水道失职,致水道不利,小便艰涩等症;若胃火炽盛,下注膀胱而致之淋,可见小便短黄、涩痛不适,并口干多饮、口臭等症,以上皆为实热致淋。若湿热蕴结肝胆,下注阴器成淋,可见小便短黄涩痛,阴囊湿疹或睾丸肿痛,外阴瘙痒,并见胁肋胀痛,口苦纳少等症;若湿热蕴结脾胃,下注膀胱可见小便短赤不利,大便溏泄不爽,并伴肢体困重,口黏不爽等症;若湿热直接感于膀胱者,症见尿急、尿频、尿涩少而痛、尿黄赤,并见腰痛、发热等症,此三者为湿热致淋。故无论是实热还是实热下注所致淋证,日久伤阴,均需滋阴通淋,以滋肾阴不足,《伤寒论》云:"阴虚小便难。"肾阴得滋,小便艰涩得除。此方中,熟地、何首乌滋阴养血;萹蓄、瞿麦、石韦、茯苓、猪苓、冬葵子、白茅根清热通淋、行水利尿。黄柏、地肤子、半枝莲、栀子、白鲜皮清热燥湿。患者症见尿频、尿急、尿痛,伴外阴灼热、瘙痒、小腹、少腹胀痛、口干咽燥、五心烦热、腰困腰痛,舌红,苔黄腻,脉细数。

毛红兵此方为六味地黄丸加减,患者症见腰痛,发热,腿软,头晕,耳鸣,耳聋,口渴,心烦,心悸,盗汗,尿色红,有时尿如米汤。根据《内经》"谨察阴阳所在而调之,以平为期"之治疗原则调整阴阳。方中熟地补血滋阴,生精益髓,山药补益脾阴而固精,山茱肉补益肝肾,涩精敛汗,三药合用以达三阴并补之功;茯苓淡渗利湿以助山药补脾,使山药补而不滞,泽泻清泄肾火,宣泄肾浊并防熟地之滋腻,使补中有通;丹皮清热凉血,清血中伏热,善治骨蒸劳热,制山茱肉之温热,使之补而不涩;熟地易生地,重在清热凉血,清血中伏热,滋阴降火;加枸杞子补肾益精,养肝明目;加麦冬养阴清热,生津除烦;加太子参益气生津,以鼓舞肾气。诸药合用,共同达到滋补肾阴、清热降火的目的,使其先天之本得养,肝肾真阴得滋,肾阴肾阳得以调节平衡。

张琪以清心莲子饮加味治疗劳淋证属气阴两虚者,屡用屡验。清心莲子饮以党参、黄芪益气;地骨皮、麦冬养阴;石莲子交通心肾;黄芩、柴胡清热;茯苓、车前子导湿热从小便出。配伍严谨得当,为治疗气阴两虚湿热羁留,标本合治之良方。临床在本方益气养阴基础上,加入金银花、蒲公英、败酱草等清热利湿之品,用于气阴两虚之劳淋,尿检菌尿,白细胞顽固不消者,均有满意疗效。因为现代药理研究显示,金银花、蒲公英、败酱草等清热解毒之品,均有广谱的抗菌作用。

　　此方从黄文政运用莲子清心饮治疗淋证的验案中汲取。本方中以太子参、麦冬、地骨皮、黄芩、六一散、生地滋阴清热；莲子补肾固涩；炒蒲黄、仙鹤草、白茅根、小蓟收敛止血、凉血止血；佐以丹参活血散瘀；萹蓄、石韦、车前子利水通淋。黄文政认为劳淋日久不愈的主要原因在于肾气虚衰与湿热羁留，故应在患者尿频尿急、小便涩痛等膀胱湿热症状有所控制后，逐渐适时加入温肾助阳之品，对巩固其疗效，防止复发具有重要意义。

　　大医之法三：疏肝理气方

搜索

姜良铎验方

　　药物组成：柴胡、枳壳、香附、白芍、沉香、川楝子、乌药、石韦、滑石、冬葵子、琥珀、车前子、甘草等。

　　功效：疏肝理气，导涩通淋。

　　主治：泌尿系结核证属肝郁气滞致淋型。

　　[马元．姜良铎通利三焦治疗淋证经验总结．中国中医药信息杂志，2006，10：85]

大医有话说

　　《中藏经》说，"五脏不通，六腑不和，三焦痞涩，营卫耗失"皆可致淋。这一论述是最早从三焦整体观念出发来认识淋证。三焦的功能特点为"以通为用"。若三焦闭塞，则会导致气滞不通，或水行受阻，而致腹胀满闷、小便不利，或水肿等症。姜良铎认为，通利三焦，调理脏腑，调整机体表里上下，扶正达邪，使气机调畅，气化有司，则其病自愈，并以柴胡剂通利三焦为其重要思路。少阳为枢，肝胆三焦同少阳，肝胆疏泄正常，三焦气机升降相因，少阳枢转通畅，以和为贵。临床上，肝郁气滞致淋，症见小便涩滞刺痛，淋漓不畅，常情志变化增剧或减轻，少腹胀痛，胁肋作胀，舌苔薄白，脉弦。故以疏肝理气，导涩通淋。方中柴胡、枳壳、香附、沉香、川楝子、乌药疏肝行气；白芍养血柔肝；石韦、滑石、冬葵子、琥珀、车前子清热利湿。